汉竹 • 健康爱家系列

轻断食降体脂

赵婷/编著

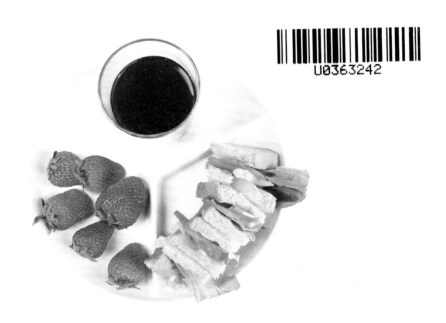

江苏凤凰科学技术出版社
全国百佳图书出版单位
———— ·南京· ————

U0363242

牛奶轻断食午餐推荐方案

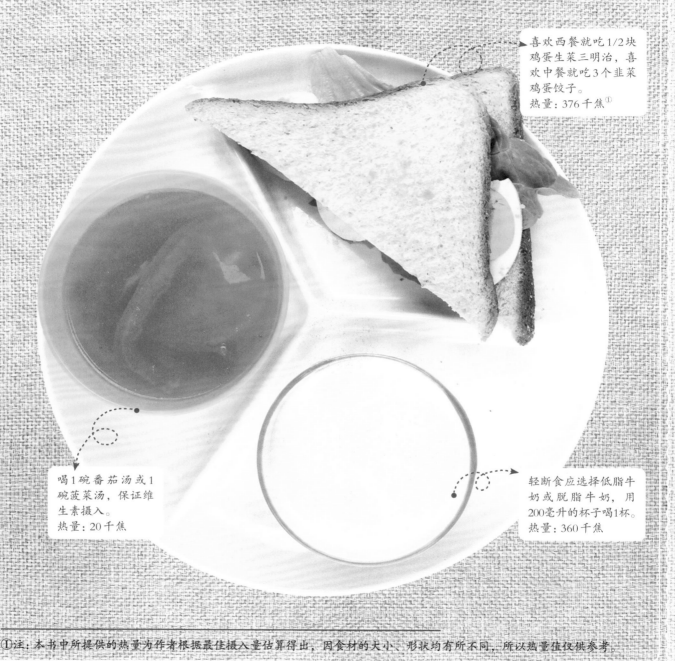

喜欢西餐就吃1/2块鸡蛋生菜三明治，喜欢中餐就吃3个韭菜鸡蛋饺子。
热量：376千焦[1]

喝1碗番茄汤或1碗菠菜汤，保证维生素摄入。
热量：20千焦

轻断食应选择低脂牛奶或脱脂牛奶，用200毫升的杯子喝1杯。
热量：360千焦

①注：本书中所提供的热量为作者根据最佳摄入量估算得出，因食材的大小、形状均有所不同，所以热量值仅供参考。

前言

　　作为营养师,我自己也曾胖过。刚生完孩子那会儿,胖了20千克,腰粗了好几圈。不过好在我及时接触到了一种很有效的减肥方法——轻断食。

　　我的胖和小肚腩都是体脂肪惹的祸,而节食减肥减掉的只是水分,并不能让我真正瘦。我开始尝试每周2天少吃、5天正常吃的轻断食,1个月后肚子就变小了。用体脂秤量过后,不仅体重减了,体脂肪也降了。不到半年,我就恢复了身材,这么多年再没胖过。

　　这以后,我便给体重管理门诊的成员开轻断食餐单,总结出了13种方案,还把每种食物放进餐盘里,不挨饿,不用算热量,让减肥一点都不辛苦。无论是学生、上班族、外食族,还是长期备孕族,都可以根据自己的时间和喜好来轻断食。

　　在体重管理门诊,许多想瘦却瘦不下来的人都减肥成功了:90千克的胖姑娘,轻断食瘦身后顺利找到了男朋友;被啤酒肚纠缠多年的外企白领,轻断食后成功变型男;孩子都嫌弃的胖妈妈,轻断食后竟成了家长会的焦点。

　　胖过才知道减肥的辛苦,节食太难熬,每周2天轻断食,比天天饿肚子瘦得更快、更轻松。

赵婷

2016年5月

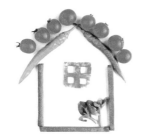

目录

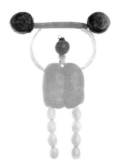

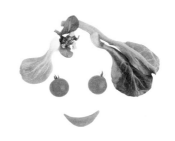

39 第二章
你一定会问的轻断食问题

无论你是准备轻断食，还是已经在轻断食中，你所关心的，想知道的，都能得到营养师的专业解答，为你扫清一切疑虑。

51

第三章
轻断食是件灵活的事

每周5天正常饮食、2天轻断食，你完全可以根据自己的工作时间，安排哪2天进行。要是这个时间依然不适合你，营养师还安排了更多选择！

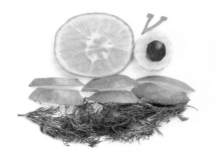

第四章
13种轻断食总有一款适合你

营养师根据大家的亲身体验，亲自设计了13种轻断食方案，26个轻断食盘子，百余种饮食替换方案，你总能找到适合自己的。

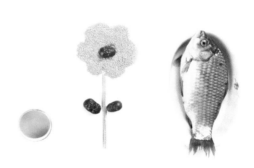

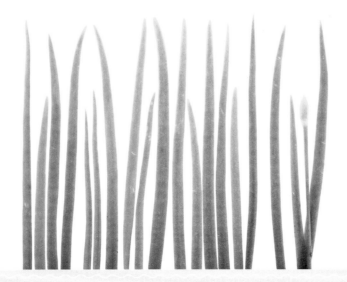

果蔬汁轻断食午餐推荐方案

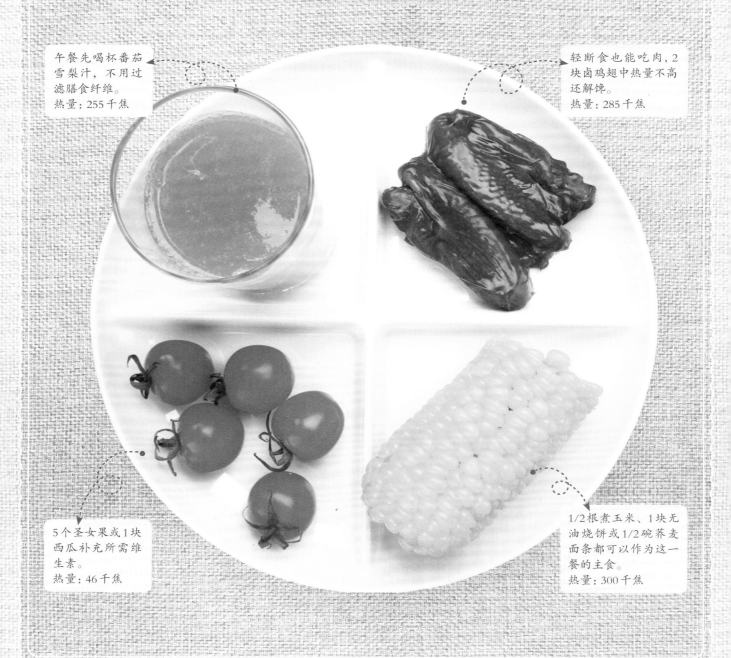

午餐先喝杯番茄雪梨汁，不用过滤膳食纤维。
热量：255千焦

轻断食也能吃肉，2块卤鸡翅中热量不高还解馋。
热量：285千焦

5个圣女果或1块西瓜补充所需维生素。
热量：46千焦

1/2根煮玉米、1块无油烧饼或1/2碗荞麦面条都可以作为这一餐的主食。
热量：300千焦

第一章
轻断食降体脂，
有腰有胸有气质

轻断食减的不仅是体重，它还能加速身体代谢，让你狂甩体脂，从根本上瘦下来。关键是，你不用饿肚子，不用节食，照样饱口福!

小肚子好几层，
全是体脂惹的祸

不少女性朋友有这样的困扰："我不胖，就是肚子上的肉多，一坐下来就有两层肚子，别的部位不想减，就想减肚子，怎么办?""买衣服时，因为肚子胖，满足了裤腰，裤腿又嫌肥，怎么减肚子?"……其实这都是自身体脂肪含量超标惹的祸。

● 体脂肪是肥胖的"祸源"

"小肚子""水桶腰""小粗腿"是我们时时刻刻最想甩掉的肉，它们其实就是体脂肪的"大本营"。体脂肪聚集在这些部位，之所以让你发胖，或者看上去很臃肿，不是因为体脂肪细胞的队伍庞大——它们的数量在你婴幼儿期就已经固定了，而是因为体脂肪细胞中的脂肪越积越多，导致体积变大，使得它们个个"身强体壮"。所以减肥的过程就是控制体脂肪的过程，只有让它们先"瘦"下来，你才能瘦下来。

	男性体脂百分数对照表（单位：%）																
	18~20	2.0	3.9	6.2	8.5	10.5	12.5	14.3	16.0	17.5	18.9	20.2	21.3	22.3	23.1	23.8	24.3	24.9
	21~25	2.5	4.9	7.3	9.5	11.6	13.6	15.4	17.0	18.6	20.0	21.2	22.3	23.3	24.2	24.9	25.4	25.8
	26~30	3.5	6.0	8.4	10.6	12.7	14.6	16.4	18.1	19.6	21.0	22.3	23.4	24.4	25.2	25.9	26.5	26.9
	31~35	4.5	7.1	9.4	11.7	13.7	15.7	17.4	19.2	20.7	22.1	23.4	24.5	25.5	26.3	27.0	27.5	28.0
年龄	36~40	5.6	8.1	10.5	12.7	14.8	16.8	18.6	20.2	21.8	23.2	24.4	25.6	26.5	27.4	28.1	28.6	29.0
	41~45	6.7	9.2	11.5	13.8	15.9	17.8	19.6	21.3	22.8	24.7	25.5	26.6	27.6	28.4	29.1	29.7	30.1
	46~50	7.7	10.2	12.6	14.8	16.9	18.9	20.7	22.4	23.9	25.3	26.6	27.7	28.7	29.5	30.2	30.7	31.2
	51~55	8.8	11.3	13.7	15.9	18.0	20.0	21.8	23.4	25.0	26.4	27.6	28.7	29.7	30.6	31.2	31.8	32.2
	56&UP	9.9	12.4	14.7	17.0	19.1	21.0	22.8	24.5	26.0	27.4	28.7	29.8	30.8	31.6	32.3	32.9	33.3
		偏瘦				理想				正常				超重－肥胖				

	女性体脂百分数对照表（单位：%）																
	18~20	11.3	13.5	15.7	17.7	19.7	21.5	23.2	24.8	26.3	27.7	29.0	30.2	31.3	32.3	33.1	33.9	34.6
	21~25	11.9	14.2	16.3	18.4	20.3	22.1	23.8	25.5	27.0	28.4	29.6	30.8	31.9	32.9	33.8	34.5	35.2
	26~30	12.5	14.8	16.9	19.0	20.9	22.7	24.5	26.1	27.6	29.0	30.3	31.5	32.5	33.5	34.4	35.2	35.8
	31~35	13.2	15.4	17.6	19.6	21.5	23.4	25.1	26.7	28.2	29.6	30.9	32.1	33.2	34.1	35.0	35.8	36.4
年龄	36~40	13.8	16.0	18.2	20.2	22.2	24.0	25.7	27.3	28.8	30.2	31.5	32.7	33.8	34.8	35.6	36.4	37.0
	41~45	14.4	16.7	18.8	20.8	22.8	24.6	26.3	27.9	29.4	30.8	32.1	33.3	34.4	35.4	36.3	37.0	37.7
	46~50	15.0	17.3	19.4	21.5	23.4	25.2	26.9	28.6	30.1	31.5	32.8	34.0	35.0	36.0	36.9	37.6	38.3
	51~55	15.6	17.9	20.0	22.1	24.0	25.9	27.6	29.2	30.7	32.1	33.4	34.6	35.6	36.6	37.5	38.3	38.9
	56&UP	16.3	18.5	20.7	22.7	24.6	26.5	28.2	29.8	31.3	32.7	34.0	35.2	36.3	37.2	38.1	38.9	39.5
		偏瘦				理想				正常				超重－肥胖				

不同年龄、性别的体脂百分数对照表

评估脂肪的指标，你知道吗

○ 体脂肪含量（千克）：人体脂肪细胞和非脂肪细胞所含的脂肪量总和。

○ 体脂百分数（%）=体脂肪（千克）÷身体体重（千克）×100。即体脂肪含量（千克）占总体重（千克）的百分比。

♂ 男性正常范围是10%~20%。

♀ 女性正常范围是18%~28%。

○ 腰臀脂肪比=腰部脂肪含量（千克）÷臀部脂肪含量（千克）=腰围（厘米）÷臀围（厘米）。

♂ 男性正常值不超过0.85。

♀ 女性正常值不超过0.8。

○ 内脏脂肪面积（平方厘米）：即内脏脂肪的横截面积。如果内脏脂肪面积超过100平方厘米，表明腹部肥胖。

你的体脂肪超标没有

想要知道自己的体脂肪到底有多少，可在商店或网店购买一台体脂秤，在家就能测。你也可以到医院营养科用专门的体脂仪器测量。

与体重秤相比，体脂秤能测出体重、体脂肪、水分、蛋白质等9项数据，帮你全方位了解你的身体，而且价格也不贵。购买时要注意分辨它的测量方法是不是BIA测量法[1]。

不同年龄、性别的人，体脂肪标准是不同的，请参考第12页体脂百分数对照表的范围来评估自己的体脂肪是否超标。

体重数值大你就真的胖吗

朋友间常常出现这样的对话："我又胖了0.5千克，你也来称一下。""我已经突破60千克了。"大家判断胖瘦的标准一直是体重的数值，其实这是不准确的。

胖和不胖，最主要的标准是体脂肪在体重中所占的比例大小，也就是体脂百分数的大小。即使你的体重"正常"甚至"偏低"，也可能出现体脂百分数超标的情况。

正常情况下，成年男性的体脂百分数应该在10%~20%，成年女性的体脂百分数应该在18%~28%[2]。简单来说：如果一位长期坐办公室的男性体重"超标"时，只有体脂百分数超过20%，才可以视为肥胖；如果一位白领女性的体重"正常"，通过测定，她的体脂百分数超过28%，也可以视为肥胖。

体脂肪减得越多越好吗

虽然多余的体脂肪会导致肥胖，但不能视体脂肪为"不好的东西"，因为体脂肪承担了储存热量、调节体温、保护脏器等任务，所以保持一定的体脂肪含量，可以使身体更加的健康。

体脂肪超标的人，轻断食的早餐可以选择将1/4个洋葱切成薄片，焯烫后与1/2个苹果榨汁饮用。

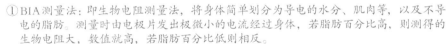

---

[1] BIA测量法：即生物电阻测量法，将身体简单划分为导电的水分、肌肉等，以及不导电的脂肪。测量时由电极片发出极微小的电流经过身体，若脂肪百分比高，则测得的生物电阻大，数值就高，若脂肪百分比低则相反。

[2] 成年人的定义是18~59岁，此处所说的体脂百分数正常范围是泛指，并且定义范围相对严格，是理想体脂状态。第12页图表是根据年龄更加细致的划分，两者并不矛盾。

● 胖和不胖，数据来说话

我随机抽取了两个测量结果来对比，女白领A属于典型的肥胖体型，不仅体重的数值大，体脂肪也超标了。女白领B虽然体重数值并不大，但体脂百分数却超过了正常范围，因此也可以视为肥胖。

女白领A: 身高157厘米，体重75.4千克。

测量结果: 体脂肪含量为29.1千克，体脂百分数为38.7%。

▶ 肥胖分析

	低标准	正常	高标准(单位: %)	测量值	正常范围
体重 (千克)	56 70 85	100 115	130 145 160 175 190 205 ①	75.4	44.5 ~ 60.3
骨骼肌 (千克)	70 80 90	100 110	120 130 140 150 160 170	25.6	19.8 ~ 24.2
体脂肪 (千克)	40 60 80	100 160	220 280 340 400 460 520	29.1	10.5 ~ 16.8

▶ 肌肉脂肪分析

	低标准	正常	高标准	测量值	正常范围
身体质量指数 (千克/米²)	10 15 18.5	21 23	30 35 40 45 50 55	30.2	18.5 ~ 23.0
体脂百分数 (%)	8 13 18	23 28	33 38 43 48 53 58	38.7	18.0 ~ 28.0
腰臀脂肪比率	0.60 0.65 0.70	0.85 0.80	0.85 0.90 0.95 1.00 1.05 1.10	0.90	0.70 ~ 0.80

女白领B: 身高161厘米，体重46.3千克。

测量结果: 体脂肪含量为14.9千克，体脂百分数为32.1%。

▶ 肥胖分析

	低标准	正常	高标准(单位: %)	测量值	正常范围
体重 (千克)	55 70 85	100 115	130 145 160 175 190 205	46.3	43.4 ~ 58.8
骨骼肌 (千克)	70 80 90	100 110	120 130 140 150 160 170	16.7	19.3 ~ 23.5
体脂肪 (千克)	40 60 80	100 160	220 280 340 400 460 520	14.9	10.2 ~ 16.4

▶ 肌肉脂肪分析

	低标准	正常	高标准	测量值	正常范围
身体质量指数 (千克/米²)	10 15 18.5	21 23	30 35 40 45 50 55	19.0	18.5 ~ 23.0
体脂百分数 (%)	8 13 18	23 28	33 38 43 48 53 58	32.1	18.0 ~ 28.0
腰臀脂肪比率	0.60 0.65 0.70	0.75 0.80	0.85 0.90 0.95 1.00 1.05 1.10	0.80	0.70 ~ 0.80

如果你也像女白领B一样，体重不重，体脂肪却超标了，建议周末轻断食的早餐喝1杯木瓜汁。

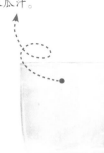

①刻度尺的数字是实际测量值体重(千克)占标准的百分比数据，和体重(千克)数值自然不一样。

体重相同，
为何你就比别人看着胖

很多女性朋友都会有这样的困扰——明明体重一样，凭什么衣服比别人大一号？或者身高体重一样，为什么自己看起来胖一些？这些都和你的身体质量指数（BMI）[1]、体脂肪有关系。

● 用BMI判断胖瘦

谈到胖瘦，你肯定会先想到测量体重。但体重只代表你的总重量，要判断"胖"和"瘦"，还要考虑身高。

两位女性体重一样，可一个身高1.6米，一个身高1.7米，那么两人的BMI，即身体质量指数肯定不同,1.7米高的看起来比1.6米的苗条。BMI的计算方法和参考数值可以见右边。

● 穿衣好看和体脂肪关系更大

BMI虽然考虑到了身高的差别,但不能反映"身材曲线"的好坏。"身材曲线"好不好是由体内脂肪和肌肉的比例决定的。在我的体重管理班上，有位女士A说:"我朋友身高体重和我一样，可不知道为什么，买衣服时，她都能穿M号，我就要穿L号。尤其是有腰身的衣服，我总要穿大一号!"

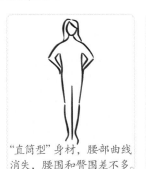

"直筒型"身材，腰部曲线消失，腰围和臀围差不多。

身材玲珑有致，腰部结实健美。

女士A:
体脂百分数是27%，
腰臀脂肪比大于0.8。

A的朋友:
体脂百分数是15%，
腰臀脂肪比小于0.8。

通过测量，女士A的体脂肪总量高于她朋友，并且以堆积在腰腹部为主，这才是两人买衣服时尺码出现差别的原因。

---

[1]身体质量指数以下都简称BMI。

BMI的计算方法

$BMI=体重（千克）\div[身高（米）]^2$ 是国际常用判断体型的指标，其参考数值是:

消瘦体型<18.5；

正常体型18.5~23.9；

超重体型24~27.9；

肥胖体型>28。

如果你看起来比体重相同的人胖，说明你需要降体脂，建议常喝番茄橘子汁。

瘦，
不代表你的体脂正常

使用体脂秤给不同体重、身高的人测身体成分，我们发现并不是"瘦"的人体脂肪就少，也不是"胖"的人体脂肪就多。

● 肌肉、脂肪比例决定你的体型

拿重量相同的瘦肉和肥肉对比，会发现瘦肉看起来紧实有张力，肥肉看起来圆滚且松散。通过测量，会发现肥肉的体积几乎是瘦肉的5倍。

这个实验中的瘦肉相当于身体中的肌肉，肥肉相当于脂肪。所以肌肉比例大的人看起来结实有型，脂肪比例大的人看起来则肥圆肉赘。

想要减肥，或者追求完美身材的朋友，一定要调整身体肌肉与脂肪的比例，将体脂百分数维持在正常范围内，并且练出适量的肌肉来塑形。

● 体重减得不明显却瘦了很多

尝试者(来自作者提供)：王女士，32岁，身高1.67米，下表是她产后减肥的身体变化。

	产后2年	饮食控制3个月	健身运动3个月
体重(千克)	74	64	62
体脂百分数(%)	30	22	17
腰围(厘米)	96	89	84
臀围(厘米)	104	102	100
穿衣尺码	XXL(172/98A)	XL(170/94A)	L(165/90A)

尝试结果：健身运动3个月，体脂百分数、腰围、臀围变化很明显，说明这些部位的体脂肪在减少，可是体重变化相较之前的饮食控制3个月却不大，说明运动使她的肌肉量增加了，最终的好身材是个惊喜。

这个例子告诉我们，比起观察体重变化，减肥时更重要的是掌握体成分的变化，把这个作为依据，调整饮食和运动方案，才能更接近你的减肥目标。

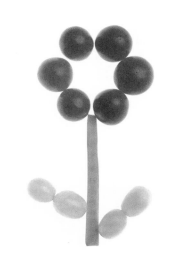

降脂增肌让你更完美

降低脂肪会让身体的"肥肉"变少，但要想获得完美的身材，还需让"瘦肉"变多，才能达到一个平衡的状态。

轻断食的同时加以运动，不仅可以增加体内肌肉的比例，还可以使你的体型变化得更明显。好身材不再是幻想，你也会越来越爱自己轻盈的体态。

体脂达标，
比减体重更重要

有的朋友坚持轻断食一段时间后，发现体重并没有减轻，很失望，觉得自己减肥失败了，然而买衣服时才发现自己居然可以穿小一号的衣服了。这是因为轻断食让脂肪减少了，运动让肌肉增加了。

● 减掉体脂肪才能真的瘦

体重减轻多少不是最重要的，关键要减掉超标的体脂肪。为了验证减肥效果，很多人会定期测量自己的体重。但观察体重变化无法获知体成分的状况。就算你的体重轻了1千克，这1千克是水分重量，体脂肪重量，还是肌肉重量呢？这只有用体脂秤测量了体成分才知道。

减掉的1千克是水分时，体重的数值会很容易回复到原来，即很容易反弹；减掉的1千克是肌肉时，腰围不但没有缩小，反而会增加；只有减掉的1千克是脂肪时，你才能说减肥成功了。

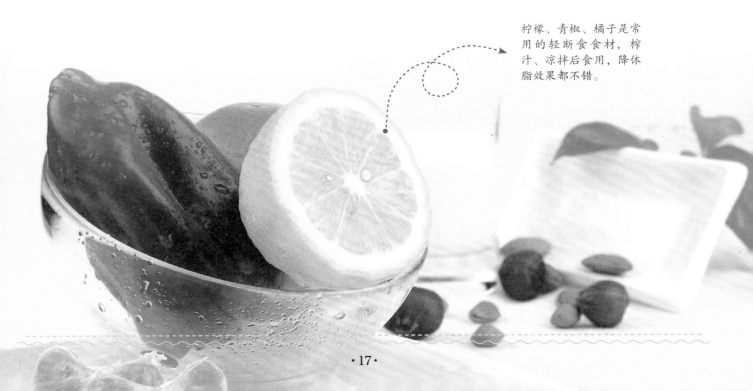

柠檬、青椒、橘子是常用的轻断食食材，榨汁、凉拌后食用，降体脂效果都不错。

体脂降了，瘦的不仅是肚子

很多朋友会发现，坚持轻断食一段时间后，自己不仅肚子瘦了，高血脂、高血糖、高血压这些症状也得到了缓解。

● 不仅瘦还能更健康

肚子胖，是很多脂肪"定居"在肚皮下面导致的，同样的，如果脂肪肝、高血脂、糖尿病等疾病容易找上门，便是很多脂肪聚集在内脏周围，挤压了这些腹腔内的脏器导致的。

因此减掉多余的体脂肪后，不仅水桶腰、肥臀、象腿、蝴蝶袖没了，而且你还会发现，体力差、高血压、高血脂这些毛病也自然消失了。

● 要瘦更要塑形

"我只想减掉肚子上的脂肪""我只想瘦大腿""我要把'拜拜肉'甩掉"，相信有这些想法的朋友不在少数。单纯地只减这些部位不是一件容易的事，你不如在降体脂的基础上，做些适当的运动，练出肌肉，给这些部位塑形。

当然这个过程是要付出时间和汗水的，你要持之以恒并定期测量体成分（身体里脂肪、肌肉等的含量），这样才能及时了解体脂肪的变化，以便随时调整瘦身方案，达到最佳的减肥效果。

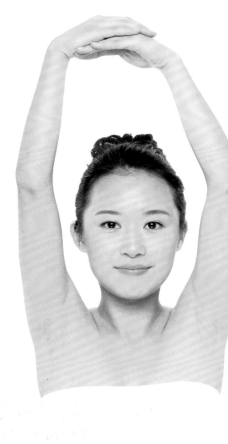

轻断食期间持续监测体成分，当你的体脂百分数下降了，你会发现小肚子也不见了。

身体出现这些标志，
你要轻断食降体脂

除了用体脂秤测量体脂，身体也会主动发出信号，提醒你需要降体脂了。

● 看得见的标志

当你发现平时穿的裤子腰变紧了，随手一捏，腰边就能捏起松松的肉，这就说明你腰腹部的脂肪已经开始堆积了。如果已经有了"游泳圈"，不论一层还是两层，那么很遗憾，你的体脂肪应该接近或者已经"超标"了。

● "看不见"的标志

体检时，当报告单上显示"轻度脂肪肝""高血脂"等字样时，说明你的血液里、内脏上都开始出现脂肪堆积，脂肪堆积的程度越重，健康受到的威胁也就越大。这时，就算你看起来不那么胖，也要开始警惕体脂肪和内脏脂肪超标所带来的危害了，一方面要减掉体脂肪，另一方面还要给内脏减负。

重量约10克
热量约4.1千焦

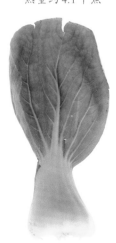

重量约8克
热量约3.28千焦

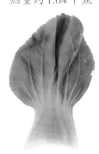

重量约4克
热量约1.64千焦

重量约2克
热量约0.82千焦

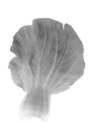

轻断食加速代谢，狂甩体脂

多余的脂肪到底是怎么来的呢？是身体自己产生的吗？当然不是。食物被吃掉后，会转化为热量存储在脂肪细胞中，如果你吃得多，那么超标的热量就会"撑大"这些细胞，皮肤下的脂肪也随之变厚，甚至连肝脏、肠道都裹上厚厚的脂肪，自然而然，你的体型就变肥了。

● 节食法并不能让你瘦

科学减肥的方法，要求吃进去的热量要小于消耗的热量，而不是完全不从外界摄入热量，通俗点说就是"管住嘴、迈开腿"。

怎样"管住嘴"呢？有人曾用"一天只吃3个苹果""喝清水，不吃固体食物"等极端的节食法减肥，往往没几天就因为承受不了而放弃，还没看到效果就"复胖"了，然后"吐槽"这些节食法太残忍，难以持久。

像这些极端的节食法肯定不可取，人们常说"吃饱了才有力气减肥"，也并不是没有道理的。即使要减肥，要降体脂，也应遵循营养均衡的原则。轻断食便能达到这个要求。

● 轻断食如何加速代谢

基础代谢跟身高、体重有关，因人而异。两个同样体重的人，如果其中一个人的肌肉含量比较高，他的基础代谢就高，在其他条件都一样的情况下，他每天燃烧掉的热量比肌肉含量少的那个人多，所以肌肉含量较高的人，看起来比较瘦，也更不容易发胖。

轻断食减少了热量的摄入，使摄入的热量小于消耗的热量，让体脂肪减少。体脂肪减少后，肌肉在体成分中的比例就会提高，基础代谢也会随之提高。

但轻断食是无法增加肌肉量的，肌肉量要通过运动来增加。所以想要轻断食的效果更好，可以适当进行一些运动。我们体重管理班上的成员大多不喜欢运动，他们只是上下班时多步行了一段路，也能看到明显效果。

能不能瘦还和基础代谢有关

随着年龄的增长，你会发现，体重的变化不再那么灵敏，即使吃的东西没有增加，甚至不如从前多，可体重想减轻却没有年轻时那么容易了。原因就是随着年龄的增长，基础代谢降低了，体内的脂肪代谢速度减慢了。但是运动能帮助恢复基础代谢，帮你降体脂。

什么是基础代谢

基础代谢(Basal Metabolism, BM)：自然温度下，人体在非活动、不进食的情况下，维持生命所需要的最低能量。简单说就是不吃、不喝、不动地躺着要消耗的能量。基础代谢会随着年龄增加和体重减轻而降低，随肌肉的增加而增加。如果一位35岁的男性体型肥胖，体脂肪超标，骨骼肌低于标准，他的基础代谢就不会高。

轻断食不挨饿，
照样饱口福

节食减肥最大的痛苦就是"挨饿"，胃总是"唱空城计"，几天下来会感到头晕、眼花、无力。就算可以坚持，长期的节食也会导致胃不舒服，得不偿失。轻断食的"5：2"方法可以让你避免这样的问题。

● 减肥反弹？是没有饱口福！

面对美食，大脑会发出"好吃，我想吃"的信号，胃接收到信号会开始分泌胃液，对胃壁进行刺激，然后告诉你的大脑"我还有空间，可以吃的"，接着你很有可能就会忍不住诱惑，吃东西了。

节食会让你一直处在空腹状态，又不断受到美食的刺激，很难坚持下去。就算能坚持，因为前期节食的"亏欠"，再吃食物会变成一种"补偿"。为了"解馋"，反而控制不住自己的"嘴"，吃得更多。你的胃一直在"空腹—吃撑—空腹—吃撑"的状态中，压力忽大忽小，一直不舒服。时间久了，不仅体内脂肪越积越多，还损伤了胃的消化功能，赔了夫人又折兵。

不长胖的烹饪小技巧

- 选择膳食纤维、蛋白质丰富的食材，尽量以蒸、煮、拌的方式烹调或生吃。
- 如果炒菜，要选择不粘锅，锅内滴2滴植物油就足够了，用厨房专用纸将油擦遍锅底，然后开火预热，将食材放入锅内煎炒，在烹调结束时用调味汁进行调味，盛起装盘即可。

饭前和吃饭后，胃是这么工作的

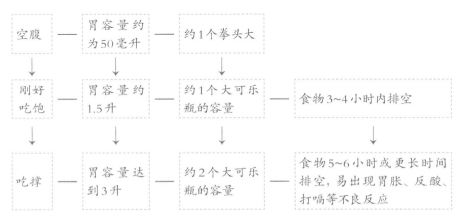

空腹	—	胃容量约为50毫升	—	约1个拳头大		
↓		↓		↓		
刚好吃饱	—	胃容量约1.5升	—	约1个大可乐瓶的容量	—	食物3~4小时内排空
↓		↓		↓		↓
吃撑	—	胃容量达到3升	—	约2个大可乐瓶的容量	—	食物5~6小时或更长时间排空，易出现胃胀、反酸、打嗝等不良反应

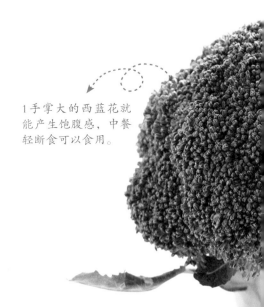

1手掌大的西蓝花就能产生饱腹感，中餐轻断食可以食用。

● 轻断食肚子不饿又减肥

盲目节食不可取，轻断食比节食更健康，每周2天限制饮食，其余5天正常饮食即可，既不会加重胃消化的压力，也不需要你挨饿，又能减去超标体脂。轻断食期间，选择饱腹指数高、血糖生成指数低的食物，放慢进餐速度，改变进食顺序，能帮助我们不挨饿。

● 选择饱腹指数高的食物

你有没有过这样的感觉？在很饿的情况下，吃饼干和吃番茄、黄瓜的感觉不一样——饼干往往吃很多都不满足，而黄瓜或者番茄，吃1个就不想再吃别的东西了。这是为什么呢？

像黄瓜、番茄这样的蔬菜，膳食纤维特别多，吃了之后不会很快被吸收掉，而是慢慢地让你的胃蠕动。这个过程需要的时间比较长，其间你一直都不会觉得饿。

像饼干这样淀粉和添加剂多的食物，很快就能被我们吸收，吃完没多久就饿了，所以吃了饼干的人还会继续去找其他食物吃。再加上饼干中含有糖、黄油、植物油等高热量成分，吃多了容易导致发胖。

吃得很少，还让我们不觉得饿的食物，才有助于减肥。澳大利亚研究者开发了一个饱腹感等级表，被称为"饱腹指数"，比较了日常食用的38种含有1000千焦热量的食品所带来的饱腹感。在饱腹指数中名列前茅的大都是水分多，或者膳食纤维含量高、脂肪含量低的食物，如蔬菜、水果，其中土豆被公认为饱腹指数最高的食物，其次是水果、鱼类、燕麦粥、意大利面等。

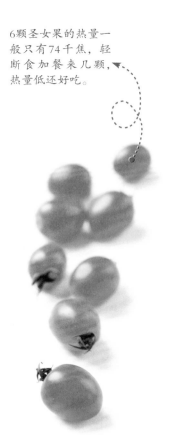

6颗圣女果的热量一般只有74千焦，轻断食加餐来几颗，热量低还好吃。

下表是一些饱腹指数较高的食物，轻断食期间吃这类食物，可以有效抵抗饥饿感，同时还能控制热量摄入。

排名	食物名称	饱腹指数
1	土豆	323
2	鱼	225
3	燕麦粥	209
4	橙子	202
5	苹果	197
6	牛肉	176
7	葡萄	162
8	全麦面包	157
9	鸡蛋	150

下表是一些饱腹指数较低的食物，它们的共同点是水分低、体积小、糖分高，轻断食期间尽量少食用，或者和其他易饱腹的食物搭配食用。

排名	食物名称	饱腹指数
1	曲奇	127
2	香蕉	118
3	炸薯条	116
4	白面包	100
5	雪糕	96
6	薯片	91
7	酸奶	88
8	花生	84
9	蛋糕	65

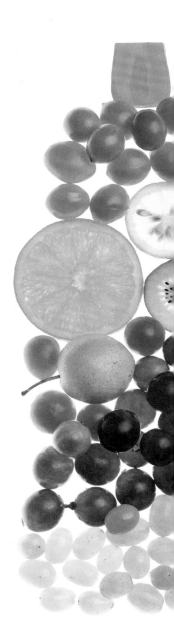

● 选择血糖生成指数低的食物

血糖生成指数用于衡量食物中碳水化合物对血糖水平的影响,当食物进入体内,消化快、血糖升高快,则该食物血糖生成指数高,饱腹感差;反之,消化慢、血糖升高慢的食物,其血糖生成指数低,饱腹感强。因此,轻断食期间,应多吃血糖生成指数低的食物。

根据食物血糖生成指数值,可将食物分为3种,血糖生成指数<55为低血糖生成指数食物;血糖生成指数为55~70是中血糖生成指数食物;血糖生成指数>70为高血糖生成指数食物。

有些人在减肥时,选择多吃水果、少吃主食方法就能瘦下来,就是因为水果的血糖生成指数值普遍比主食的低。所以,在轻断食期间选择食物,就要小心了,要以食物的血糖生成指数值作为参照标准,多选择血糖生成指数值在60以下的食物。若食用血糖生成指数高的食物需注意搭配。

这些血糖生成指数低的食物在轻断食中可以常吃

食物名称	血糖生成指数
蚕豆(五香)	16.9
樱桃	22
大麦(整粒,煮)	25
桃	28
绿豆挂面	33.4
黑麦(整粒,煮)	34
苹果	36
梨	36
扁豆	38
小麦(整粒,煮)	41
葡萄	43
通心面(管状,粗)	45
芋头(蒸)	47.7
山药	51

这些血糖生成指数高的食物在轻断食中应少吃

食物名称	血糖生成指数
小米(煮)	71
胡萝卜	71
西瓜	72
蜂蜜	73
油条	74.9
南瓜	75
玉米片	78.5
烙饼	79.6
胶质软糖	80
面条(小麦粉)	81.6
米饼	82
米饭(粳米)	83.2
糯米饭	87
馒头(富强粉)	88.1

几种常见低血糖生成指数食物搭配

食物名称	血糖生成指数
猪肉炖粉条	16.7
三鲜饺子	28
米饭+鱼	37
番茄汤	38
牛奶蛋糕(牛奶、淀粉、糖)	43
饼+鸡蛋炒黑木耳	48.4
馒头+芹菜炒鸡蛋	48.6
馒头+酱牛肉	49.4
米饭+芹菜+猪肉	57.1
米饭+蒜苗	57.9

● 放慢进餐速度

平时和体型胖的朋友一起吃饭，你会发现他（她）吃得很快，经常在5~10分钟内结束一餐，就算是去吃大餐，他（她）也总是吃得又快又多。而体型正常或偏瘦的朋友通常小口小口吃饭，吃得慢、吃得少。

人的大脑与胃之间的信号传递需要15分钟，当你在5~10分钟内吃完饭，胃虽说已经"吃饱"了，可是大脑还没有接收到"已经吃饱了"的信号，你就会认为你没吃饱，还会继续吃东西。然而，当你吃饭用了20分钟，哪怕你只吃了平时饭量的七成，你也会感觉很饱了。如此一来，适当放慢吃东西的速度，你就会少吃三成饭了。

所以，从小父母叮嘱我们"细嚼慢咽"是非常科学的，这样不但能将进食量固定在合理的范围内，也能防止暴饮暴食对胃造成伤害。

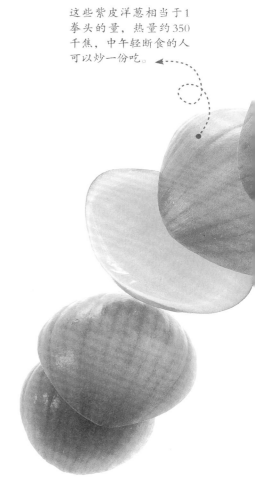

这些紫皮洋葱相当于1拳头的量，热量约350千焦，中午轻断食的人可以炒一份吃。

吃饭慢了腰围减了6厘米

我的一个朋友，体型肥胖，在减肥的过程中屡战屡败、屡败屡战。终于有一次，我发现他吃饭最大问题就是"快"！他一餐饭平均耗时5分钟（应酬喝酒除外），在家也不例外，往往家人刚端起碗筷，他已经放下饭碗吃完了。我劝他改改吃饭速度，他说从小家里人就教育他"女人吃饭如鼠，男人吃饭如虎"，他被训练出来了，结果导致他的胃被撑得很大，只要稍微节食他就会因难忍饥饿而失败。

我带他体验了一次慢速西餐，就是每一道菜吃完才上下一道菜。在边吃边聊中，我们把第一道汤和第二道蔬菜沙拉吃完，他说他有一半饱了，接着是菲力牛排，他吃了2/3就告诉我他吃不下了，我们这顿饭用了35分钟。

我笑着问他："感觉如何？"他苦笑着说："饱是饱了，可食欲还有没满足……"这感觉我能理解，毕竟他一直是个"快餐族""无肉不欢"，能有这种感觉，说明我的方式是正确的，但是食欲还需要他自己控制。

最近一次看到他，他说改变进餐顺序、放慢进餐速度后，他的腰围已经减了6厘米，还在继续减小。

● 改变进食顺序

　　轻断食期间，大家最关心的就是饥饿感如何缓解，方法其实很简单——改变进餐顺序。中国人吃饭的习惯，通常是手捧着一碗米饭，从面前的餐盘里夹菜放到米饭上，一起拨进嘴巴里，总结起来就是"用菜下饭"，然后再盛碗汤喝掉。吃饭的顺序就是主食、荤菜、素菜、汤、水果，顺序靠前的容易多吃一点。

　　想象一下，你现在很饿，有机会吃东西了，你会怎么吃？你肯定会大口大口地吃前面的主食和荤菜，等食物达到胃容量的一半时再吃少量素菜，吃完素菜再喝碗汤、吃点水果，很快你就吃饱了，甚至还有点撑。这样一餐下来，摄入的热量就很多了。

　　让我们来调整一下进食的顺序，你先吃点水果、喝碗汤（达到胃容量的1/4），再吃素菜（增加到胃容量的1/2）、荤菜（增加到胃容量的2/3）、主食（增加到1个胃容量），那么，你不仅吃饱了，还觉得吃得很满足。

　　轻断食期间应让自己的饥饿感和饱腹感保持在有点饿到七分饱之间，即下图中的2~5分之间，尽量不要让自己觉得很饿或者很饱。因为很饿或者很饱都会让我们的胃处在不舒服的状态，不利于减肥。

饥饿、饱腹感受程度划分

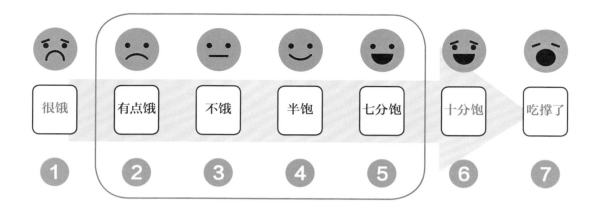

很饿	有点饿	不饿	半饱	七分饱	十分饱	吃撑了
1	2	3	4	5	6	7

成功轻断食的秘诀是5：2

"轻断食不像节食那样剥夺我的口腹之欲，每周仅2天的轻断食让我变得轻盈、苗条、有活力、面色红润。"其实这并不是广告词，很多体验过轻断食的明星都分享过这样的经验，轻断食不仅让他们瘦了、健康了，还给他们带来了更多的自信与幸福感。

● 2天的"坚持"

轻断食的2天，可以吃5~10种食物。多选择富含膳食纤维、蛋白质的食材，尽量以清蒸、水煮、凉拌的方式烹调，或者直接生吃。在外就餐的时候，多吃新鲜非油炸食物，食物原料要符合饱腹食物特点(参见第22~23页)，坚决不吃细粮面包、饼干、薯片、膨化食品和含糖饮料。

饱腹感达到五分饱到七分饱即可，如果超过七分饱，那你轻断食就失败了，如果低于五分饱，就会过于饥饿，也明显不利于轻断食的持续进行。

● 5天的"科学合理"

要想成功有效地减去体内脂肪，光靠每周2天的限制饮食还不够，另外的5天里也要做到科学合理地搭配营养，不能随意饮食。每天的食物成分中要有充足的蛋白质、维生素和膳食纤维，适量的脂肪与碳水化合物。

如果你在2天的轻断食中觉得自己被亏欠了，在正常的那5天里就随意吃喝、不节制，那么很难达到降体脂的效果。因为从体内热量均衡的角度来看，2天轻断食限制的那部分热量，在这5天里被补了回来，并以脂肪的形式留在身体里，很明显你做了赔本买卖。

轻断食的优势

轻断食不同于以往的"节食"，不需要对意志力有很高的考验，从可操作性和可持续性上来看都优于"节食"。引用轻断食发起人麦克尔·莫斯利医生的话："轻断食，就是短暂地严格限制你摄取的热量。轻断食的理由是希望借此'骗到'身体，让身体以为你可能遇到了饥荒，必须从活跃、高速运转的状态切换到保养维修的状态。"

这样大小的一把韭薹，取一半炒菜，刚好满足轻断食盘子一格的菜量。

让轻断食成为
你的新生活方式

　　进行轻断食之前,要充分地了解它,并且做好心理准备。选好第1个轻断食的日子,先记下你的体重、体成分,以及目标的体重、体成分,再开始轻断食。

　　每周选择你认为对工作和生活影响最小的2天来轻断食,合理安排每天的饮食,定期监测体成分变化,让轻断食带给你全新的感受。

　　当你发现自己变得轻盈、精神状态也很好,失眠、气喘、易疲劳都得到了改善,你会庆幸自己身体选择了轻断食这样的生活方式,并且你会长期坚持下去,我相信你会很乐意将轻断食分享给朋友,让它影响越来越多的人。

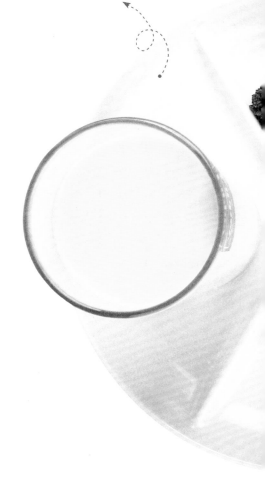

轻断食盘子里放杯200毫升低脂牛奶,补充的优质蛋白质正是我们需要的。

轻断食盘子降脂不缺营养

　　轻断食期间虽然要限制所吃食物的数量,但是关键营养素可不能减少。如何让自己吃得少,又不让吃进去的营养变少呢?在网上买个轻断食盘子吧,简单地通过格子控制每种食物的量,保证每类营养都吃得到。

● 轻断食期间不得不吃的营养

　　1.优质蛋白质:主要存在于动物性食物和大豆类食物中,如鸡蛋、鱼虾、鸡鸭、牛肉、低脂牛奶等。

　　2.必需脂肪酸:富含优质蛋白质的食物也含有身体所需的必需脂肪酸,如鱼虾中富含ω-3系列多不饱和脂肪酸。

　　3.碳水化合物、多种维生素、矿物质、膳食纤维:杂粮、淀粉类蔬菜以及水果中含有一定量的碳水化合物、维生素、膳食纤维;绿叶蔬菜中则富含多种维生素、膳食纤维和矿物质。此外富含优质蛋白质的食物还可能含有脂溶性维生素，如鸡蛋中含有维生素A。

　　轻断食的食谱中，每一种类的食物最好都吃一点，在种类丰富的基础上适当限制数量，让轻断食不那么单调。如果用餐盘来表示每餐吃的食物，就可以把盘子分成4份，分别是蔬菜、水果、主食和肉蛋类。

● 盘子里都放哪些食物

水果：热量、脂肪含量低，富含钾、膳食纤维、多种维生素及其他营养成分，不含胆固醇。水果中的有机酸和果胶含量高于蔬菜，所以二者在日常饮食中缺一不可。

主食：谷物提供丰富蛋白质，薯类含较多膳食纤维、矿物质和维生素。

水果　主食

蔬菜　肉蛋类

蔬菜：蔬菜中的维生素、矿物质和膳食纤维含量高于水果。

肉蛋类：肉类富含优质蛋白质、维生素A和B族维生素，但脂肪含量高，要适量食用。蛋类富含优质蛋白质和卵磷脂，营养成分易吸收，但蛋黄中胆固醇含量较高，也要适量食用。

控制总热量，
脂肪不堆积

　　要想轻断食成功，关键是吃的食物总热量要低。轻断食日的总热量摄入是平时的1/4~1/3，每餐吃掉食物的热量在478~717千焦是最好的，差不多是平时每餐热量的1/4。即使某一餐热量多了或者少了，也可以在其他的两餐中调整，一天的总热量不超标即可。如果你已经准备好了，就开始轻断食吧。

● 轻断食早晚要少吃

　　我们的身体，在早上代谢相对旺盛，此时适当限制热量，可以让体内的热量更容易消耗；到了晚上，身体的代谢率下降，此时限制热量，可以适应代谢变慢的节奏，不会增加身体的热量负担。

　　如果你轻断食选择的食物，体积小但热量高，很难达到低热量的要求，减肥的效果就不会很好。聪明的你记住最好选择热量低、体积大、饱腹感强的食物（参见第22~23页）。

● 吃不胖的烹调方法

　　当然，选择了体积大、热量低的食物，还需要在烹调上掌握些小技巧，让你健康、自然地瘦下来。早晚餐的制作上，使用不会增加热量的方法，比如清蒸、水煮、凉拌、生食等。如果想煎炒，可以选择不粘锅，以少量植物油进行烹调。

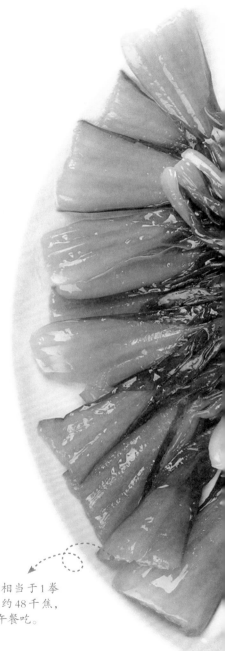

这些凉拌油菜相当于1拳头的量，热量约48千焦，适合轻断食早午餐吃。

一眼看出吃进肚的热量

　　在轻断食过程中，摄入的热量要小于消耗的热量才能达到降体脂的目的。那么你肯定会问"怎样才知道吃进去的热量有多少呢?"每一种食物都有热量，对于未烹饪过的食物来说，热量以生的原料计算，已烹饪好的食物还要计算烹饪中使用的调料热量。

　　营养学家们通过对常见食物的分析，总结出了常见食物的热量表（是指的每100克食物可食部分的热量）。

● 几种常见食物热量参考

食物	每100克热量	食物	每100克热量
黄瓜	65千焦	苹果	227千焦
芹菜	71千焦	土豆	323千焦
番茄	85千焦	豆腐	342千焦
茄子(紫皮，长)	95千焦	香蕉	389千焦
南瓜	97千焦	牛里脊肉	448千焦
木瓜	121千焦	面条(富强粉，煮)	459千焦
金针菇	133千焦	玉米(鲜)	469千焦
杧果	146千焦	鸡蛋	602千焦
西蓝花	150千焦	猪里脊肉	649千焦
葡萄	185千焦	粳米	1442千焦
秋葵	189千焦	葵花子(炒)	2616千焦
橙	202千焦	核桃(干)	2704千焦

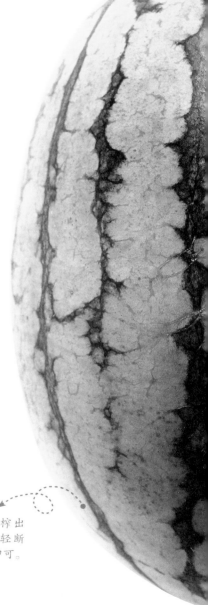

这样1/2个西瓜榨可以榨出约500毫升的西瓜汁，轻断食一餐只需要200毫升即可。

●快速量出轻断食一餐的食物量

知道了常见食物的热量、轻断食每餐摄入的热量，那么如何一眼看出吃进肚的热量呢？

平时吃饭，不太可能把每种食材的重量都称出来，再根据每100克的热量去计算这份食物的热量。我们可以借助自己的手和常用的餐具，大致测量出需要摄入的食物体积，推测出相应食物的重量，一眼看出吃进肚的热量，自己在家就能科学合理地配餐，让轻断食变得更加容易。

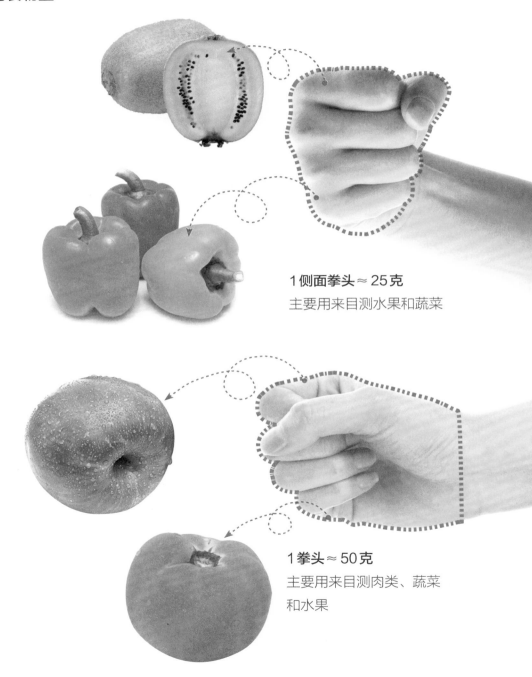

1 侧面拳头 ≈ 25 克
主要用来目测水果和蔬菜

1 拳头 ≈ 50 克
主要用来目测肉类、蔬菜和水果

1勺 ≈ 10克
主要用来测量谷物、蜂蜜和椰子油

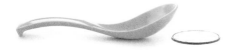

1碗 ≈ 75克
主要用来测量米饭、汤品和粥

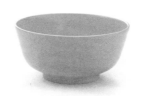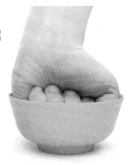

杯子有不同的规格：150毫升、200毫升、300毫升

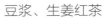

150毫升
用来量酸奶

200毫升
用来量酵素、
豆浆、生姜红茶

300毫升
用来量果蔬汁

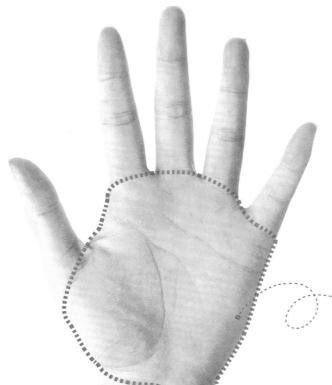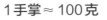

1手掌 ≈ 100克
主要用来目测肉类、水果和蔬菜

看懂营养标签，
零食也能降体脂

你是不是很爱吃零食，但是为了减肥，却不敢吃？那选择了轻断食，还可以吃零食吗？其实只要看懂零食的营养标签，选对零食，就可以开心地解馋，同时又能瘦。

● 减肥首先要看什么

首先要关注营养素参考值（NRV）[1]，它是买零食的重要参考。在食品的营养标签上能够看到蛋白质、维生素、钙、脂肪、胆固醇、糖等含量。这些营养素含量的评价在标签上通常用"NRV%"来表示。

对于想要减肥和想要健康的你来说，NRV起到了很好的指导作用，它可以告诉你，你吃的有没有超出应该摄入的热量。先来看看正常成年人不需要减肥或增重时，要保持健康体重的NRV标准（见下表），如果零食的热量或营养素成分低于这个标准，就不用担心会影响瘦身效果了。

正常成年人NRV日推荐摄入量[2]

营养成分	NRV	营养成分	NRV
热量	8400千焦	泛酸	5毫克
蛋白质	60克	生物素	30微克
脂肪	<60克	胆碱	450毫克
饱和脂肪酸	<20克	钙	800毫克
胆固醇	<300毫克	磷	700毫克
碳水化合物	300克	钾	2000毫克
膳食纤维	25克	钠	2000毫克
维生素A	800微克视黄醇当量	镁	300毫克
维生素D	5微克	铁	15毫克
维生素E	14总α-生育酚当量	锌	15毫克
维生素K	80微克	碘	150微克
维生素B$_1$	1.4毫克	硒	50微克

非油炸的薯片健康吗

很多人都以为非油炸薯片没有油、热量低，真的是这样吗？

某品牌非油炸薯片的营养标签中显示热量为1970千焦/100克，这盒薯片的重量是104克，那么它的热量约2048千焦，相当于25.4克植物油的热量。

再来看看食品配料表，其中含有氢化植物油、白砂糖、全脂乳粉，这些都属于热量非常高的配料，这一盒薯片的热量一点都不低。其中所含的氢化植物油还容易生成反式脂肪酸，增加患糖尿病、冠心病的概率。

可见非油炸薯片，也并没有多健康，轻断食的人最好不要选择。

[1]营养素参考值以下都简称NRV。
[2]参考《食品营养标签管理规范》（2008年5月1日开始施行，只节选部分）。

其他标签内容对摄入热量的影响

（1）关注配料表：含有植物油、猪油、牛油、黄油、炼乳、芝士的食品热量很高，直接影响到体内脂肪的形成；含有淀粉、蔗糖、果糖、葡萄糖、麦芽糖、麦芽糖浆、葡萄糖浆、淀粉糖浆的食品热量较高，且易吸收，影响血糖；含有食用盐、味精的食品，口味咸鲜，尤其是含味精的食品，吃后口干，会增加饮水量，尽量少吃或不吃。

（2）关注特殊字样：标有"脱脂、低脂"等字样的食品可以酌情选购，但只是脂肪含量和其他食品有区别；标有"无糖、低糖"字样的食品是指每份食物中的蔗糖、白砂糖、麦芽糖等糖类含量低，可以酌情选购；标有"高钙、高纤维"字样的食品在热量上与其他食品相比差别不大，仅钙、膳食纤维的含量高于其他，因为钙、膳食纤维不产生热量，也可酌情选购。

（3）关注食品名称：纯天然鲜榨果蔬汁是绿色健康的，但如果是"果蔬汁饮料"则要根据营养标签来决定是否选购饮用。

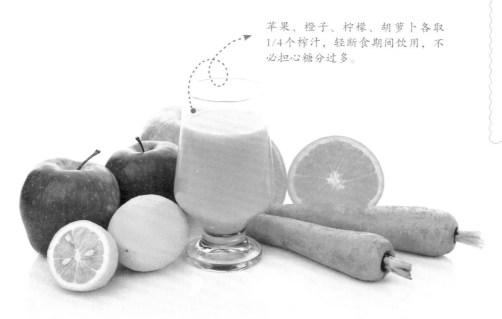

苹果、橙子、柠檬、胡萝卜各取1/4个榨汁，轻断食期间饮用，不必担心糖分过多。

我们喝的真的是纯果蔬汁吗

日常生活中，我们经常可以看见，某某果蔬汁饮料的食品标签上，标有"原果汁含量≥10%"的字样，这也就是说，在这瓶饮料中，果蔬汁只占10%，其他90%大多是用糖、酸、香精等勾兑的。

这时你应该就会明白：为什么瓶装果蔬汁饮料会有甜味了。因为90%的甜味，基本上都来自于外加的糖。

可能你又会问，那没注明"原果蔬汁含量"的果蔬汁饮料就是纯果蔬汁吗？那又要让你失望了。如果果蔬汁饮料连"原果汁含量"都没注明，那么它所含的果蔬汁只怕5%的量都达不到。

所以购买果蔬汁时多注意"原果汁含量"，才不会花"纯果蔬汁"的钱来买"糖水"。

● 手把手教你解读营养标签

营养标签中的热量该如何换算？相当于我们日常饮食中的多少分量？配料表中哪些是高热量物质？我们一起解读一下，学会挑零食。

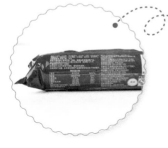

营养成分表

项目	每100克	NRV%
能量	2035千焦	24%
蛋白质	4.8克	8%
脂肪	22.5克	38%
碳水化合物	65.0克	22%
钠	420毫克	21%

奥利奥饼干

3片奥利奥饼干（32.5克）的热量为约661千焦，约等于44克粳米的热量。虽然热量相同，但是二者的营养贡献还是不同的。奥利奥饼干含较多碳水化合物、脂肪，而大米含较多碳水化合物、B族维生素。

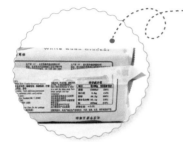

营养成分表

项目	每100克	NRV%
能量	2388千焦	28%
蛋白质	8.6克	14%
脂肪	36.2克	60%
碳水化合物	53.1克	18%
钠	480毫克	24%

蔗糖含量：≤0.5%

苏打饼干

这包饼干有248克，热量约是5922千焦，相当于1个身高150厘米的正常体重青年一天所需热量。可在加餐时食用2~4块，不可将整包作为一餐的食物，因为它热量高、体积小、饱腹感差，同时吃其他食物容易使一天的热量超标。

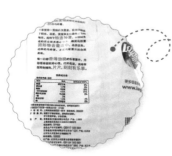

营养成分表

每份食用量：30克

项目	每份	NRV%
能量	662千焦	8%
蛋白质	1.7克	3%
脂肪	9.6克	16%
饱和脂肪酸	4.8克	24%
碳水化合物	15.9克	5%
糖	0克	0%
膳食纤维	1.0克	4%
钠	154毫克	8%

乐事薯片

30克乐事薯片的热量为662千焦，相当于一拳头大小（约175克）的新鲜土豆。但是薯片热量高、无有益营养素，不如直接选择新鲜土豆作为轻断食期间的食物，可以增加饱腹感、补充维生素C、钾元素和纤维素，有利于消除水肿现象。

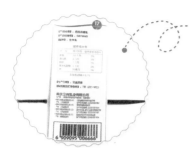

营养成分表

项目	每100克	NRV%
能量	181千焦	2%
蛋白质	2.9克	5%
脂肪	1.5克	2%
碳水化合物	4.5克	2%
钠	50毫克	3%

非脂乳固体≥8.1%

低脂牛奶

低脂牛奶是轻断食较好的选择，尤其是饱和脂肪减半，对血浆中胆固醇的影响也会降低。250克低脂牛奶的热量约是453千焦，相当于190克全脂牛奶。

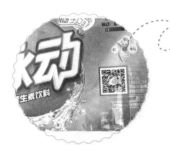

营养成分表

项目	每100毫升	NRV%
能量	88千焦	1%
蛋白质	0克	0%
脂肪	0克	0%
碳水化合物	4.8克	2%
钠	0毫克	0%
维生素B_6	0.08毫克	6%
维生素B_{12}	0.10微克	4%
维生素C	20.0毫克	20%
烟酰胺	0.70毫克	5%

脉动饮料

脉动饮料虽然添加了维生素C，但是仍然离不开添加剂，与天然水果鲜榨果汁比起来，营养贡献要小很多。一瓶600毫升的脉动热量是528千焦，相当于280克苹果。

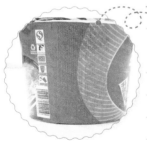

营养成分表

项目	面饼 每份(82.5克)	NRV%	调料包 每份(28.5克)	NRV%
能量	1666千焦	20%	573千焦	7%
蛋白质	7.2克	12%	3.9克	7%
脂肪	17.0克	28%	10.2克	17%
碳水化合物	53.8克	18%	7.6克	3%
钠	705毫克	35%	1579毫克	79%

调料包请依个人口味酌量添加。

桶装方便面

桶装方便面往往是夜宵的选择，但是人体的代谢率在晚上会降低，摄入的能量容易堆积，并且其高钠的特点会加重水肿现象。111克桶装方便面(面+料)热量是2238.4千焦，需要以30米/分钟的速度连续游泳52分钟才能消耗掉。

生姜红茶轻断食午餐推荐方案

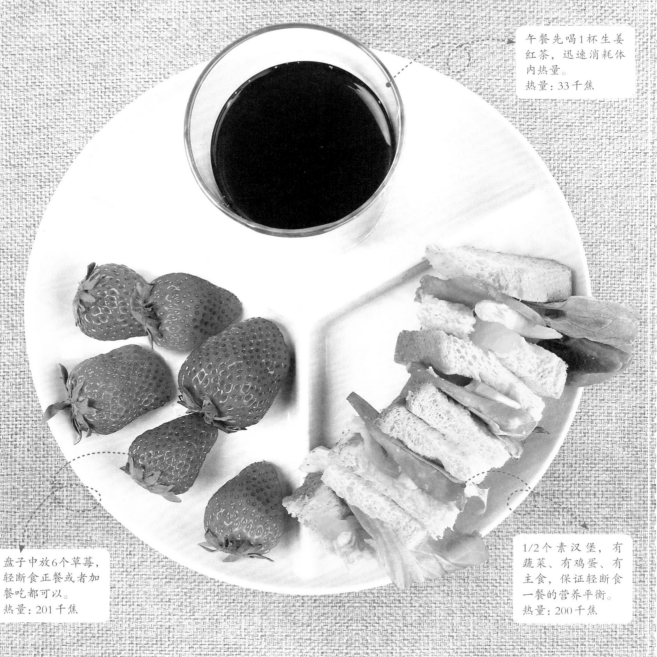

午餐先喝1杯生姜红茶，迅速消耗体内热量。
热量：33千焦

盘子中放6个草莓，轻断食正餐或者加餐吃都可以。
热量：201千焦

1/2个素汉堡，有蔬菜、有鸡蛋、有主食，保证轻断食一餐的营养平衡。
热量：200千焦

第二章

你一定会问的
轻断食问题

无论你是准备轻断食，还是已经在轻断食中，
你所关心的，想知道的，都能得到营养师的
专业解答，为你扫清一切疑虑。

哪些人不适合轻断食

　　轻断食可以减掉身体里多余的脂肪，让身体变得更加轻盈，也更加健康，但它也不是适合所有人，属于下列任一情况的人，就要停下脚步了。

　　（1）孕妇、产妇、哺乳期妈妈。

　　（2）处于生长发育期的儿童、青少年。

　　（3）瘦弱的老年人。

　　（4）患有慢性胃炎、胃溃疡、溃疡性结肠炎等慢性消耗性疾病的人。

　　（5）每天需要摄取充足热量的人，如重体力劳动者。

轻断食需要准备什么

　　（1）心理准备：放弃那种一下子就瘦下来的想法，善待自己。问自己，真的了解轻断食了吗？确定要做这件事了吗？如果答案是肯定的，那就不要犹豫了，赶快行动起来吧；如果还在犹豫，就不要急着开始，要不然你会很难坚持下去的。

　　（2）了解自己：轻断食前，你可以先去买台体脂秤，或者直接去有体脂秤的医院测试一下自己的体重、体脂肪量、肌肉量、水分等，然后把这些数据记下来，方便你做前后对比。你还可以去医院做一个常规体检，这也能反映出你的体脂肪是不是超标了。

　　（3）列个计划：计划好轻断食的时间，选择适合你的食谱方案。喜欢吃水果的，就选择水果轻断食或者果蔬汁轻断食；习惯性手脚冰凉的，就比较适合生姜红茶轻断食。13种食谱，我相信你总会找到自己喜欢的（参见第四章13种轻断食，总有一款适合你）。

　　（4）定期监测：每周测量一次体成分，看看自己体重、体脂肪和肌肉比例有没有发生变化。好的变化会让你对接下来的轻断食更有信心；如果变化不大，甚至没有改变，也不要伤心或者怀疑轻断食的减肥效果，要再耐心坚持一段时间看看。

　　（5）做好总结：随时记下自己轻断食的感觉，比如进食后的饱腹感、身体的疲劳感、心情是否愉快。有了这些感受，你还能分析这个轻断食方案是不是适合你的。

教你挑选体脂秤

　　体脂秤在商店或者网店都能买到。购买时，不要图便宜买100块钱左右的，也不要过于重视手机APP等不实用的功能。一台体脂秤是不是好用，要看它测量的数值是否准确。采用BIA测量法（参见第13页）的体脂秤，电极越多，量出的数据就越准，所以建议大家买那种带有手握电极的体脂秤。

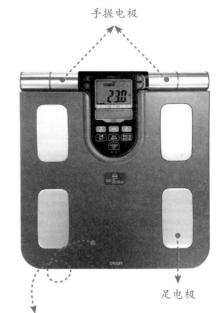

手握电极

足电极

这种有手握电极的体脂秤有6个电极，量出的数据更准确。

轻断食难吗，
我不能坚持怎么办

　　5：2轻断食很有弹性，没有固定的时间，也不需要你完全不吃东西，而且持续的时间也不长，所以说它更能打动想减肥的朋友们，也越来越被大家认可与接受。

　　如果还有"坚持不了怎么办"这样的疑问，就说明你减肥的决心不够，这时候不要急于开始，可以再多了解了解轻断食，等你真正接受这种方法了，肯定就不会出现"我能不能坚持"的疑问了。

　　5：2的轻断食法是很"人性化"的，不需要你忍受饥饿。如果轻断食期间，你感觉不适，也可以重新调整轻断食的时间，比如3：1：2：1轻断食法（一周里3天正常吃、1天轻断食、2天正常吃、1天轻断食），效果跟5：2轻断食差不多。

违反了轻断食规则
影响效果吗

　　你如果实在没忍住，吃了高热量的食物，或者烹调方法不对，多多少少都会影响到减肥效果。

　　轻断食之所以能减肥，是通过5：2的饮食习惯，尽可能少地从外界摄入热量，而更多地帮助你燃烧体内的脂肪来补充热量。

　　轻断食日以及正常日的饮食要求在第一章已经阐述，我觉得认真遵循这个饮食规则并不难，如果实在"不小心"违反了规则，不要紧，只要迅速调整进食的量和时间，尽快恢复轻断食的饮食习惯，效果也不会很差。

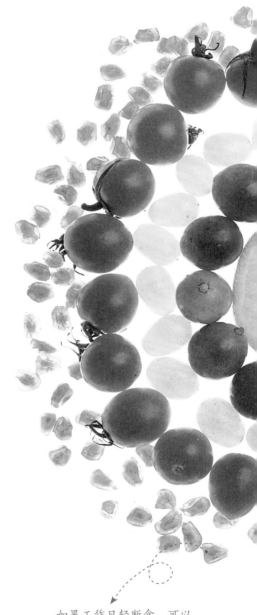

如果工作日轻断食，可以准备些红石榴、圣女果、葡萄、橙子等新鲜水果作为加餐。

轻断食感到不舒服能继续吗

轻断食期间，如果感到不舒服，也不要过分担心，引起你不适的原因有很多，找到具体原因消除不适，就可以继续轻断食了。

● 可能不舒服的原因

（1）心理因素：总觉得"轻断食让自己的身体受委屈了""不忍身体因减少食物摄入而缺乏营养"等。

（2）食物因素：轻断食期间吃的食物要么是水煮，要么就是榨汁，吃起来过于清淡。

（3）饥饿因素：轻断食期间吃的东西太少了，容易感到饿。或者说是那种"肚子不饿，只是嘴巴寂寞"的感觉让你很想吃东西。

（4）其他因素：因轻断食期间饮食不当引起的腹泻、便秘、脱发、口腔溃疡等现象。

● 消除不适，继续轻断食

（1）克服心理因素。你要相信，当轻断食减肥成功后，轻盈的身体与完美的身材会让你觉得目前所有的不舒服、难受都是值得的。

（2）聪明地吃。日常能吃到的食物有那么多，制作方法当然就可以多样化。"垃圾食物"就不要吃了，科学烹饪，清淡的食物也会很美味。

（3）多吃热量低、具有饱腹感的食物。轻断食期间多少会挨饿，或者说你肚子不饿，只是想吃东西了，没关系，不要忍着，你可以吃些富含膳食纤维、热量低、增加饱腹感的食物，如魔芋粉、绿叶蔬菜等。

（4）轻断食期间，虽然吃得少，但也要注意食物的卫生和新鲜度，注意营养素的合理搭配，如果你平时就容易缺乏维生素和矿物质，可以适当服用些补充剂。

体重不再变化还要继续轻断食吗

轻断食的过程中，你的体重下降了一些，但还没达到理想体重，可能就停止下降了。这说明你的轻断食已经初见成效，千万别因数值的没有变化而停止，也不要立即复食，这是身体在提醒你，可以做些运动来增强轻断食的效果，如快走、慢跑、卷腹等。但如果是体重过重的人，最好别选择爬山的方式，以免损伤膝关节。

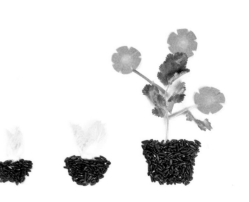

戒不了甜食的人
如何轻断食

爱吃甜食的人，总会有这样的感慨："每次减肥都失败，我根本就管不住自己的嘴，只要吃上蛋糕卷，就完全停不下来，一口气能吃好几个。"

其实如果你爱吃甜食，不仅表现在爱吃甜点上，平时烹饪也会比其他人多放很多糖调味，为了保证香甜的口感，糖量都不会低于10克，有些菜甚至会放到50~100克糖，这么一来，这道菜的热量简直就高得不忍直视了。

那么，轻断食期间是不是一点甜食都不能吃了呢? 肯定不是的，既然我一直在说轻断食简单易行，很多人都能接受，肯定会考虑爱吃甜食者的感受。

甜食除了可以用糖调味，还可以用甜味剂调味，它的热量比食用糖低很多。所以你如果实在受不了，特别想吃甜食，可以挑选一些不含蔗糖和白砂糖的甜食代替。你也可以吃些水果，热量也不会太高。

下面我把甜味食品简单地分成以下几类，大家选择的时候一定要多多注意。

（1）可以吃的甜食:苹果、香蕉等水果;南瓜、胡萝卜等蔬菜，虽然说它们自身含有的葡萄糖、果糖、多糖类，多少会产生一点热量，但它们富含维生素、矿物质、膳食纤维，在轻断食期间是可以吃的。

（2）尽量不要吃的甜食:蛋糕、甜甜圈、糖包子、含糖饮料等食物，在制作过程中添加了白砂糖、麦芽糖或者蔗糖。这些含糖食物，虽然是很多甜食爱好者喜欢吃的，但热量较高，且营养不高，所以轻断食期间尽量不要吃。

（3）要谨慎选择的甜食:有些甜食在外包装上有"不含蔗糖"的标签，是指制作过程中没有添加糖，而是添加了甜味剂。相同重量的甜味剂甜度是蔗糖的200~300倍甚至更高，而且甜味剂还不会产生热量，属于非营养性甜味剂。那么这些甜食你可以适量吃一些，但是要选择符合国家食品安全生产标准的，以及原料也不是高热量的。

轻断食可以吃的甜食

食物	每100克热量
南瓜	97千焦
胡萝卜（红）	162千焦
柑橘	215千焦
苹果	227千焦
香蕉	389千焦

轻断食尽量不吃的甜食

食物	每100克热量
蛋糕	1456千焦
绿豆糕	1470千焦
桃酥	2020千焦
麻花	2206千焦
曲奇	2286千焦

轻断食时凉拌蔬果，
会不会有农药残余

　　有的朋友认为，很多蔬菜和水果表面留有农药，所以轻断食吃凉拌蔬果很不放心。其实这个想法是错误的，残留农药的多少，和烹调方法没多大关系，果蔬表面残留的农药也不是高温能解决的。

　　食品安全专家建议，果蔬要用流水仔细清洗，并浸泡20分钟，有皮的尽量去皮。为了避免其中的营养流失，大部分果蔬最好先洗再切。如果可以直接凉拌，就用纯净水再冲洗一次后调味；需要焯水再凉拌的蔬菜，要掌握好焯水的火候和速度。除了先洗后切、快速焯水的方法，凉拌时还可以放些醋来减少维生素的流失。

　　下面教大家两招清洗蔬菜的小窍门。

清洗金针菇

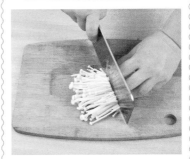

1.将切去根部的金针菇分开，从中间横切成两半。

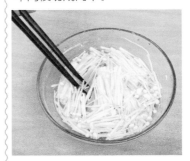

2.浸入清水中泡20分钟，浸泡时可以用筷子顺时针搅动2分钟。

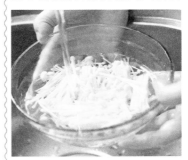

3.用清水仔细冲洗干净。

● 清洗西蓝花

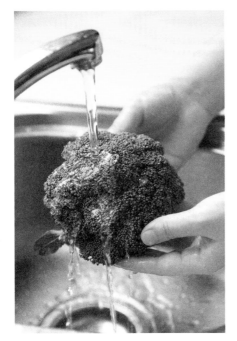

1.西蓝花用流水仔细冲洗。

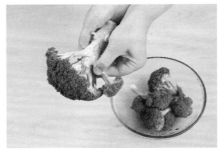

2.从菜茎分叉的位置掰开成小朵。

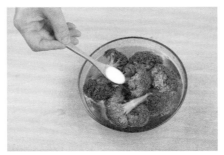

3.放入淡盐水中浸泡20分钟即可。

轻断食就是吃素不吃肉吗

轻断食期间，只吃一种或一类食物的朋友们，你们要注意了。

不少朋友都会认为，既然轻断食，就要彻底些，断了高热量、高脂肪、高蛋白的食物，只吃低热量食物，比如只吃蔬菜、不吃主食、不吃肉蛋。

2天的轻断食只吃蔬菜这样的低热量食物，的确会让体重下降得多一点。但时间一久，当你恢复正常饮食后，对肉蛋类食物的兴趣很容易出现2个极端：要么兴趣大大降低，要么兴趣大大增加。有些人平常只吃肉，不吃蔬菜，就等着在轻断食的那2天吃一些蔬菜。时间久了，肉蛋类、蔬菜、主食比例就会失衡，营养就不全面，有可能会引起脱发、贫血、消化不良等。

轻断食期间应该荤素搭配，你需要通过控制饮食量，来减少摄入的食物热量，而不是减少食物种类。每种食物你都要吃一点，保证每天都会摄入适量的优质蛋白质、必需脂肪酸、碳水化合物、充足的膳食纤维、维生素和矿物质。

所以，还在担心轻断食期间吃不到肉吗？我完全鼓励在轻断食期间荤素搭配。

轻断食到底多久见效？

身体内热量的蓄积需要经历一个过程，同样，热量的消耗也要经历一个过程，所以轻断食要坚持。不要认为轻断食几天就能看到很明显的效果，只有坚持一个阶段(至少1个月)才能看到体重和体脂肪的明显变化，而且坚持的时间越长效果越明显。

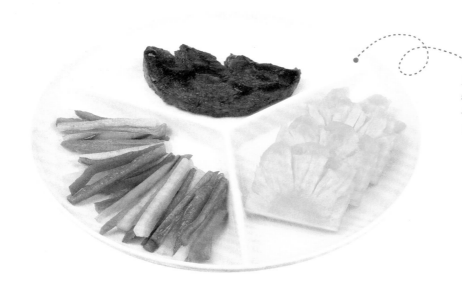

菲力牛排、菠萝和凉拌彩椒各一格，荤素搭配，身体所需的优质蛋白质和维生素全都有了。

轻断食期间容易生病吗

只要你体验过轻断食，并且坚持下来了，就完全没必要担心生病，相反你会觉得自己身体变得轻飘飘的，整个人的精神状态也非常好。另外，轻断食是一种很有弹性的减肥方法，你完全可以根据自身情况做相应调整。

有些错误的减肥方法，很容易让你感到疲劳、乏力、精神萎靡，抑或出现类似感冒的症状。甚至有些极端节食法，会在短期内使身体的热量急速下降，那么你的免疫力肯定会遭到破坏，生病就再正常不过了。

5：2轻断食法，只需要你连续2天吃得比平常少，其余5天正常饮食，合理搭配食物，可以额外补充些维生素、矿物质等。减肥期间，自身的脂肪也会发挥保护作用。随着体重和体脂肪的减少，适时调整轻断食方案是完全可以避免免疫力下降的，你也就根本不用担心生病这回事了。

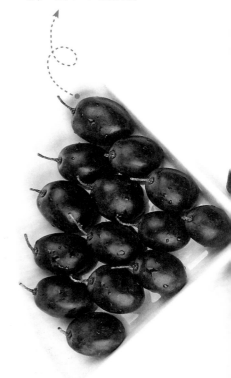

新鲜葡萄摆满轻断食盘子的一格，热量一般只有94千焦，既补充了所需维生素，又保证了低热量。

轻断食体重没怎么变，是不是没效果，还要坚持吗

当然要坚持轻断食。即使你的体重没怎么变，体脂肪也可能降了。体脂肪可以用体脂秤来测量，也可以通过观察自己的身材来判断。

身材的变化是最直观的，当你照镜子，或者试衣服时，会感觉身材变好了，穿衣服也更有型了，你的眼睛不会骗你。坚持轻断食的时间越长，效果就越明显。

有些朋友原本体重超标就不多，只是体脂肪的比例超标，那么这类朋友在轻断食期间，要更多地关注体脂肪变化。有些朋友体重和体脂肪超标都比较明显，那么轻断食期间应该两个指标都关注，以关注体脂肪的变化为主。

如果你一边轻断食一边加强运动，那么体脂肪减少的同时你的肌肉量也增加了，从体重上看，变化有时并不会太明显，而这不能说你轻断食没效果，恰恰相反，效果非常棒。

四期女性能轻断食吗

　　女性的"四期"是指月经期、妊娠期、产褥期和哺乳期。在处于四期时，女性的心理和身体都会有不同程度的反应。

　　首先，并不是四期都能轻断食，只有月经期才可以。但要是你认为，月经期轻断食，效果会更加明显，那就又错了。女性月经期时，体内激素发生改变，通常表现为轻度的水肿，体重比经期前增加1千克左右，等到经期结束时，这1千克自动消失。但就是这1千克的体内水分"作怪"，才让人误以为，月经期轻断食要比平时轻断食减下来的多。

　　那妊娠期、产褥期和哺乳期为什么不适合轻断食呢？这是因为3个特殊的生理期要保证胎儿、婴儿的营养需求，如果随意进行轻断食，就会引起自己营养不佳和孩子发育不良。

月经期轻断食 首选补铁食材

特别提醒女性朋友，月经期由于失血，会导致铁的消耗增加，所以如果轻断食，饮食中最好加服含铁高的食物，如鸭血、鸭肝等，如果不吃这些食物，可以服用含铁的补充剂。

轻断食期间能运动吗

　　轻断食期间当然是可以运动的，而且运动帮助消耗热量，有助消耗体内脂肪。当然，有运动习惯的人和没有运动习惯的人，轻断食时的运动方案会有所不同。

　　如果你平时就运动，5天的正常饮食期间，每天都可以进行快走、慢跑、游泳、坡道骑车、打羽毛球等运动。轻断食期间就不用刻意增加运动量了，以免出现心慌、手抖、出冷汗等低血糖的表现而影响健康。

　　如果你平时不运动，可以从适当的身体锻炼开始，比如增加步行的时间和距离，合理地安排固定锻炼时间（上班或下班途中），做一点改变就会增加效果。当你的身体可以适应规律活动后，就可以改为运动，提高身体热量的消耗。

　　轻断食期间，如果运动或锻炼后出现了明显不适，应立即停止。出现类似低血糖表现，则要及时补糖，降低运动强度或者减少运动量。

　　具体的运动推荐参见136~139页。

月经期轻断食如果不方便剧烈运动，可以做些轻微的活动，增加效果。

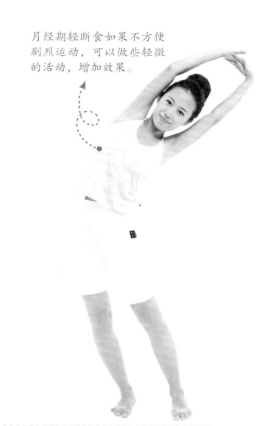

复食会不会吃得更多

如果你在轻断食日认真地做了，复食就不会吃太多。轻断食是个循序渐进的过程，保持5：2的规律，可以让胃的容量逐渐缩小。

轻断食2天后，恢复正常饮食，你会发现只吃了以前食量的七八成。随着时间推移，饱腹感来得越来越容易。这是因为，轻断食期间吃的食物变少了，胃没有被扩张得很明显。当你的胃适应了减少后的食量，就会向大脑发出"我只装得下这么多食物"的信号。所以，在复食后，即使摆在餐桌上的食物增加了，大脑也只能接收到"胃容量有限"的信号，不会把这些美食全都"消灭"。

轻断食会导致便秘吗

轻断食通常不会导致便秘，但是如果吃的食物中缺乏膳食纤维、喝水少、缺乏运动都有可能引起便秘。

在轻断食期间，注意不可缺少富含膳食纤维的食物，如蔬菜、水果、粗杂粮等。保证每天饮水量在1200毫升左右（相当于2瓶矿泉水），以白开水为首选，少喝饮料。

轻断食期间除了饮食上的选择，还应保证每天有固定的运动或锻炼，如快走、慢跑、瑜伽等。

素食者该如何轻断食

有些喜素的朋友也会进行轻断食。素食并不是营养均衡的饮食，平时不吃动物性食物，就会缺少很多优质蛋白质、脂溶性维生素以及必需脂肪酸。

素食者轻断食期间，可以适当增加豆浆、豆腐、香干等大豆制品，来增加优质蛋白质；适当吃些胡萝卜、西蓝花、紫甘蓝、菠菜等富含胡萝卜素的蔬菜，来补充脂溶性维生素；烹调时选用橄榄油可补充必需脂肪酸。

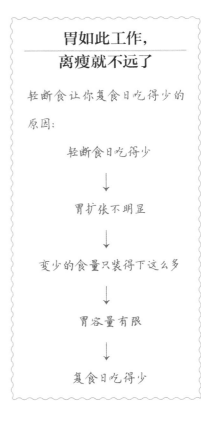

**胃如此工作，
离瘦就不远了**

轻断食让你复食日吃得少的原因：

轻断食日吃得少
↓
胃扩张不明显
↓
变少的食量只装得下这么多
↓
胃容量有限
↓
复食日吃得少

正常饮食日，火锅、零食这些也能吃吗

正常饮食的5天里，火锅和零食都可以吃，但要吃对才行。

火锅首选清汤锅底，因为辣锅底本身对味蕾的刺激就强烈，很容易让你多吃。其次要先涮蔬菜，再涮肉，按照这个顺序吃，能很快饱腹，从而避免吃太多肉影响轻断食效果。

零食的种类有很多，轻断食首选的有低脂牛奶、低脂酸奶、水果、少量坚果，它们的营养价值高，饱腹感强。饼干、面包、果脯、蜜饯、肉类熟食（凤爪、鸭脖子、鸭舌等卤味）、奶酪、炸薯条、炸鸡排以及薯片、虾条、锅巴等膨化食品，尽量不要吃，它们具有高热量、低营养的特点，多吃无益。

怎么会又复胖了

复胖是指，体重和体脂肪分别减少了，一段时间后，又恢复到了轻断食前，甚至超过轻断食前的状态。如果出现这种情况，最直接的原因就是——吃多了！

一部分人选择轻断食，是为了避开难忍的饥饿感，但是却没有合理安排2天的轻断食和5天的正常饮食，经常会有"这顿吃多了，下顿就少吃点"的心理，和"饥一顿、饱一顿"的行为。有时候为了弥补即将到来的"饥饿感"，饱餐的那一顿会吃很多，超标的热量储存在体内，让体内的热量一直不稳定，打乱了消耗的规律，体重和体脂肪也就不能持续下降了，从而表现为复胖。

除此之外，运动量不足会导致热量的消耗减少，出现复胖。睡眠不足也会影响体重的持续下降，容易导致复胖。

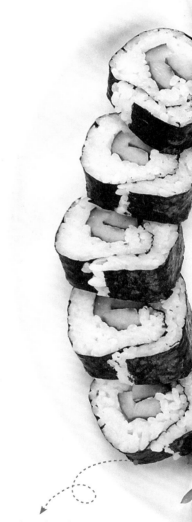

青瓜寿司在正常饮食日可以作为零食，在轻断食日可以当成主食，一餐吃5个即可。

经常应酬族的轻断食午餐推荐方案

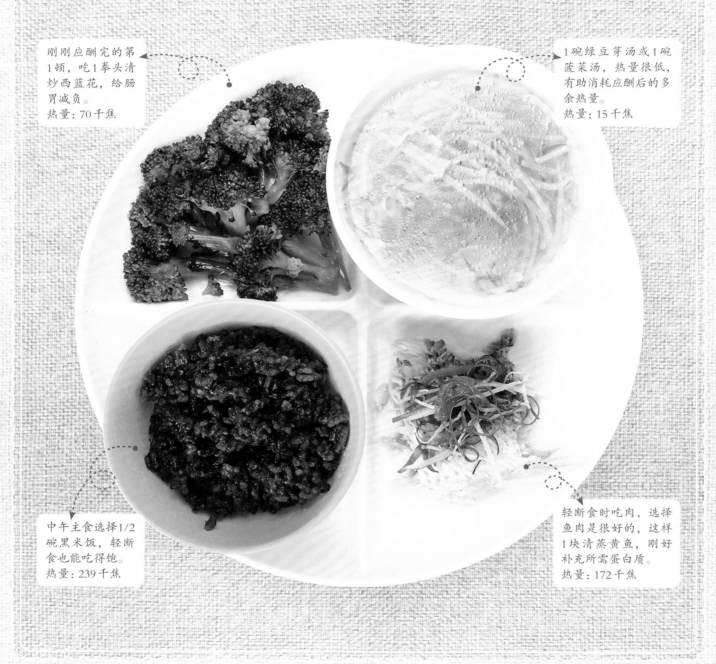

刚刚应酬完的第1顿，吃1拳头清炒西蓝花，给肠胃减负。
热量：70千焦

1碗绿豆芽汤或1碗菠菜汤，热量很低，有助消耗应酬后的多余热量。
热量：15千焦

中午主食选择1/2碗黑米饭，轻断食也能吃得饱。
热量：239千焦

轻断食时吃肉，选择鱼肉是很好的，这样1块清蒸黄鱼，刚好补充所需蛋白质。
热量：172千焦

第三章

轻断食是件
灵活的事

每周5天正常饮食、2天轻断食，你完全可以根据
自己的工作时间，安排哪2天进行。要是这个时
间依然不适合你，营养师还安排了更多选择!

周末轻断食：
一周5天正常吃

轻断食通常以5：2的形式来进行，就是每周5天正常饮食、2天轻断食。你可以根据自己的工作时间，安排哪2天进行轻断食。

一般来说，在周末2天进行轻断食，对于上班族来说是比较合理的。这2天不仅可以避开高强度工作对热量的需求，不至于因为"轻度饥饿"终止轻断食，还可以保留充足的时间来进行适当的运动。在运动的时候，可以暂时忘记吃，建议选择瑜伽这种形式的运动。周末轻断食也有一个坏处，就是需要你克服在家庭或朋友聚会时受到的美食诱惑，一旦经不住诱惑就会前功尽弃。

适宜人群：周一至周五工作、周末休息的人群。

不宜人群：经常值夜班轮岗、周末也要工作的人群。

轻断食日推荐：一日三餐，每餐保证1~3类不同食物，各类食物的量以不超过1拳头为主。

尝试者：郑先生，20岁，学生族，身高175厘米，轻断食2个月

体验日记	轻断食前	轻断食后
体重（千克）	103.5（高标准）	91.8（高标准↓）
BMI（千克／米²）	33.8（高标准）	30.0（高标准↓）
体脂百分数（%）	36.1（高标准）	27.3（高标准↓）
腰臀脂肪比率（%）	0.94（高标准）	0.90（高标准↓）
基础代谢（千焦）	7531	7573（↑）

尝试者前后对比（来自作者2014年数据）

体脂百分数(%)	低标准	正常	高标准	正常范围
轻断食前	0 5 10 15 20 25 30 35 40 45 50 ■36.1			10.0~20.0
轻断食后	0 5 10 15 20 25 30 35 40 45 50 ■27.3			10.0~20.0

第1天

🌅 **第1顿**
低脂牛奶1杯（200毫升）、燕麦片2勺、凉拌蔬菜约1拳头

🕛 **第2顿**
无糖豆浆1杯（300毫升）、杂粮吐司1片、水炒鸡蛋1份（鸡蛋1个）

🌙 **第3顿**
果蔬汁1杯

第2天

🌅 **第1顿**
无糖豆浆1杯（200毫升）、杂粮吐司1片、圣女果4个

🕛 **第2顿**
米饭1/2碗、虾仁蒸蛋1份（虾仁4个、鸡蛋1/2个）

🌙 **第3顿**
粥1碗、凉拌蔬菜约1拳头

营养师五星推荐配餐

①配餐的总热量
②制作时间（不包括
　准备时间）
③食用时间

鸡蛋的营养很全面，含有丰富的优质蛋白质和卵磷脂。同时蛋黄中含有丰富的维生素 A 和维生素 D，且含有较高的铁、磷、硫和钙等矿物质。轻断食餐中，搭配 1 个鸡蛋，就能满足身体大部分的营养需要，能吃得少又不缺营养。

1/3 杯无糖豆浆
≈100 毫升≈59 千焦
1 杯无糖豆浆
≈300 毫升≈176 千焦
2 杯无糖豆浆
≈600 毫升≈350 千焦

水炒鸡蛋

1. 鸡蛋 1 个打成蛋液，放入葱花、料酒各适量，搅拌均匀。

2. 锅内加水，水和蛋液的比例为 1：1，水中放入虾皮、盐各适量。

3. 水烧开，倒入蛋液，待蛋液成形，慢慢推动、搅拌，最后收汁即可。

水炒鸡蛋 1 份
热量：300 千焦

替代
方案

煮鸡蛋 1 个
鹌鹑蛋 6 个

杂粮吐司 1 片
（切成 2 半）
热量：297 千焦

原味燕麦片 2 勺
土豆泥 1/2 碗
（土豆 1/2 个）

替代
方案

无糖豆浆 1 杯
（300 毫升）
热量：176 千焦

替代
方案

绿豆豆浆 1 杯
（绿豆 20 颗、黄豆 30 颗）
红豆豆浆 1 杯
（红豆 20 颗、黄豆 30 颗）

周一周四轻断食：
周末吃大餐

忙碌了一周的你，在周末可能会遇到各种各样的聚会和活动，这时轻断食简直有点"残忍"。就算能克服美食的诱惑，你的朋友也会想方设法地对你的轻断食计划进行阻挠，那时的你能成功突围他们的阻挠吗？因为各种原因，在周末不能进行轻断食的朋友，可以在周一、周四轻断食。

因为周末可能刚吃了大餐，周一轻断食能减掉身体的负担。周二、周三正常吃，保证工作日的热量。周四再进行1天，提前为周末减轻负担。这个方法让你在轻断食时一样享受美味。

适宜人群：工作强度不大、周末出差或聚会多的人群。

不宜人群：经常出差、工作强度大的人群。

轻断食日推荐：周一、周四如果休息，可以按照周末的方案执行；如果是工作日，可在周末的推荐方案中增加2顿加餐，以增加饱腹感。

尝试者：鲁先生，27岁，销售，身高184厘米，轻断食1个月

体验日记	轻断食前	轻断食后
体重（千克）	109.7（高标准）	102.1（高标准↓）
BMI（千克／米²）	32.4（高标准）	30.2（高标准↓）
体脂百分数（%）	28.1（高标准）	23.8（高标准↓）
腰臀脂肪比率（%）	0.90（高标准）	0.88（高标准↓）
基础代谢（千焦）[1]	8677	8581（↓）

尝试者前后对比（来自作者2015年数据）

体脂百分数(%)	低标准	正常	高标准			正常范围
轻断食前	0 5 10 15 20 25	30 35 40 45 50	28.1			10.0~20.0
轻断食后	0 5 10 15 20 25	30 35 40 45 50	23.8			10.0~20.0

[1]基础代谢数据跟肌肉所占体重比例有关，在刚开始轻断食时，可能肌肉会减少，因此基础代谢会降低。可以配合一定运动，增加肌肉量，基础代谢也会上升。

周一

早 第1顿
无糖豆浆1杯（300毫升）、杂粮馒头1/2个、凉拌蔬菜约1手掌

加 加餐 圣女果5个

中 第2顿
无糖酸奶1杯（150毫升）、苏打饼干4片、卤鸡蛋1个

加 加餐 苹果1/2个

晚 第3顿
杂粮粥1碗、凉拌蔬菜约1拳头

周四

早 第1顿
果蔬汁1杯（250毫升）、煮鸡蛋1个、杂粮吐司1/2片

中 第2顿
米饭1/2碗、盐水对虾5只、炒蔬菜约1拳头

晚 第3顿
脱脂牛奶1杯（200毫升）、蒸紫薯约1拳头、菲力牛排约1/2手掌

营养师五星推荐配餐

530 kJ　35 min　早上

白萝卜热量低，是一种很好的减肥蔬菜。它含有丰富的芥子油、胆碱物质和粗纤维。其中的芥子油能促进脂类食物的新陈代谢，胆碱物质可以帮助消化、促进脂肪的分解。粗纤维能加速体内毒素的排出，改善轻断食过程中可能出现的便秘现象。

1/2个杂粮馒头
≈50克≈260千焦
1个杂粮馒头
≈100克≈520千焦
2个杂粮馒头
≈200克≈1040千焦

凉拌白萝卜丝

1.取白萝卜1/2根，去皮，洗净，切成丝。生姜切末。
2.盐适量、生姜末放入白萝卜丝中，搅拌均匀，腌制约30分钟。
3.腌好的白萝卜丝中加入生抽、芝麻油各适量，搅拌均匀，取约1手掌大小的分量食用即可。

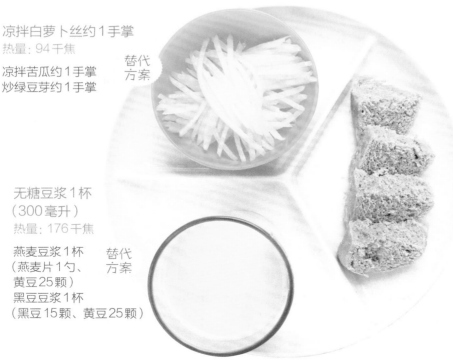

凉拌白萝卜丝约1手掌
热量：94千焦

凉拌苦瓜约1手掌
炒绿豆芽约1手掌
替代方案

无糖豆浆1杯
（300毫升）
热量：176千焦

燕麦豆浆1杯
（燕麦片1勺、黄豆25颗）
黑豆豆浆1杯
（黑豆15颗、黄豆25颗）
替代方案

杂粮馒头1/2个
热量：260千焦

玉米窝头1/2个
蒸红薯1/2个
替代方案

每天中午或晚上轻断食：不挨饿也能瘦

周末不能轻断食的朋友，可以每天进行1餐轻断食，这1餐可以是午餐，也可以是晚餐，最好不要在早餐进行（其他不是每天轻断食的方案，还是可以在早餐进行的）。因为"一日之计在于晨"，早餐是一日饮食营养的开端，早餐吃饱了，你才能得到充分的热量和营养，一上午都精力充沛。而其他轻断食方案，不必每天早上都少吃，所以对身体的影响不大。

午休时间较长的朋友，可以在中午进行轻断食。午休时间很短、餐后要立刻工作的朋友，只能在下班后进行轻断食了。

不管你怎么安排，轻断食这一餐都要遵循低热量、七分饱、味清淡的原则，坚持一段时间才能看到效果。在这里我要强调的是，不要随意不吃某一餐，因为这样不但会使饥饿感增强，影响到下一餐的进食量，也会不知不觉增加你下一餐的食欲，反而吃得更多。

适宜人群：轻体力工作者，如办公室文员、IT职员等。

不宜人群：中、重体力工作者，如外科医生、护士、舞蹈演员等。

轻断食日推荐：每天1餐，每餐吃3~4类食物，每类食物量不超过1个拳头。

尝试者：霍先生，49岁，IT职员，身高171厘米，轻断食1个月

体验日记	轻断食前	轻断食后
体重（千克）	92.9（高标准）	83.8（高标准↓）
BMI（千克／米²）	31.8（高标准）	28.7（高标准↓）
体脂百分数（%）	36.2（高标准）	30.3（高标准↓）
腰臀脂肪比率（%）	0.98（高标准）	0.95（高标准↓）
基础代谢（千焦）	6903	6824（↓）

尝试者前后对比（来自作者 2015 数据）

体脂百分数(%)	低标准	正常	高标准	正常范围
轻断食前	0 5 10 15	20 25	30 35 40 45 50 ■36.2	10.0~20.0
轻断食后	0 5 10 15	20 25	30 35 40 45 50 ■30.3	10.0~20.0

每天第2顿（中餐）/第3顿（晚餐）的推荐食谱

参考方案1
薏仁红枣粥1/2碗、凉拌豆腐约1拳头、凉拌蔬菜1拳头

参考方案2
红薯约1拳头、卤瘦肉类5片、蔬菜汤1碗

参考方案3
杂粮饭1碗、虾仁4个、炒蔬菜约1拳头、橙子1/2个

参考方案4
面条1/2碗、对虾4只、炒蔬菜约1拳头

参考方案5
面食约1拳头、卤香干3块、蔬菜汤1碗

参考方案6
五谷粥1/2碗、卤蛋1/2个、凉拌蔬菜约1拳头

隔天轻断食：瘦得更明显

隔天轻断食，方法是1天正常饮食、1天轻断食，如此反复。简单地说，就是1天多吃点、1天少吃点，这个方式与连续的节食法相似，但又没那么痛苦，可以对摄入的食物进行控制。既不会让身体积累过多热量，又可以及时消耗热量。

要注意正常饮食日最好不要吃得太饱，以免一日饱一日饿，导致胃肠不适。

适宜人群：适应5：2或3：2的轻断食方式、想要瘦身更明显的人、工作轻松的人、休长假的人。后两类人一旦工作变得劳累，最好及时调整回5：2的方式。

不宜人群：易发低血糖、不能忍受饥饿的人群。此外，隔天轻断食，会使工作日中有2~3天是低热量摄入，很难满足工作中的热量消耗，时间久了容易引发低血糖、低蛋白贫血等问题，所以工作劳累的朋友不要尝试。

轻断食日推荐：一日三餐，每餐保证2~3类食物，各类食物的量以不超过自己的1个拳头为主。可参照5：2轻断食的方案。

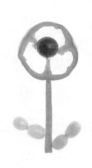

尝试者：林先生，39岁，自由职业，身高172厘米，轻断食1个月

体验日记	轻断食前	轻断食后
体重（千克）	84.4（高标准）	77.8（高标准↓）
BMI（千克／米²）	28.5（高标准）	26.3（高标准↓）
体脂百分数（%）	27.6（高标准）	23.0（高标准↓）
腰臀脂肪比率（%）	0.92（高标准）	0.90（高标准↓）
基础代谢（千焦）	6966	7071（↑）

尝试者前后对比（来自作者2016年数据）

体脂百分数(%)	低标准	正常	高标准	正常范围
轻断食前	0 5 10 15 20 25 30 35 40 45 50 **27.6**			10.0~20.0
轻断食后	0 5 10 15 20 25 30 35 40 45 50 **23.0**			10.0~20.0

轻断食日

早 第1顿
无糖豆浆1杯（300毫升）、菜包1个、煮鸡蛋1/2个

中 第2顿
果醋1杯（2勺果醋、纯净水200毫升稀释）、素三明治1块（可加1/2个鸡蛋）

晚 第3顿
低脂牛奶1杯（200毫升）、寿司（小卷）4个、猕猴桃1个

3：2轻断食：
比5：2更灵活

在你进行轻断食的初期，选择5：2的方式比较好，即一周里5天正常饮食、2天轻断食，这个方法在时间安排和饮食规律上很容易把握。

随着轻断食的进行，你对自己越来越有信心，就能更加灵活地调整周期，使身体的负担更轻。比如将5：2调整为3：2，也就是3天正常饮食、2天轻断食。这个方式缩短了正常饮食与轻断食的间隔，又不至于一直吃得少。好处是可以减少身体的热量储存和脂肪堆积，提高身体的代谢效率，变得更瘦。

适宜人群：作息规律的人。

不宜人群：经常值夜班轮岗、作息不规律的人群。

轻断食日推荐：一日三餐，每餐保证2~3类食物，各类食物的量以不超过1拳头为主。可参考5：2轻断食的方案。

第1天

早 第1顿
植物酵素1杯（200毫升）、鸡蛋1/2个、凉拌蔬菜约1拳头

中 第2顿
果醋1杯（2勺果醋+纯净水200毫升稀释）、三明治1块

晚 第3顿
蜂蜜水1杯（蜂蜜2勺）、粥1/2碗、炒蔬菜约1拳头

第2天

早 第1顿
无糖酸奶1杯（150毫升）、煮玉米1/2根、圣女果4个

中 第2顿
米饭1/2碗、蒸鱼段约1/2手掌、炒蔬菜约1拳头

晚 第3顿
果蔬汁1杯、凉拌豆腐约1侧面拳头

尝试者：郭先生，30岁，HR，身高170厘米，轻断食1个月

体验日记	轻断食前	轻断食后
体重（千克）	110.3（高标准）	105.1（高标准↓）
BMI（千克/米²）	38.2（高标准）	36.4（高标准↓）
体脂百分数（%）	42.0（高标准）	40.0（高标准↓）
腰臀脂肪比率（%）	1.01（高标准）	0.99（高标准↓）
基础代谢（千焦）	7330	7247（↓）

尝试者前后对比（来自作者2014年数据）

体脂百分数(%)	低标准	正常	高标准	正常范围
轻断食前	0 5 10 15 20 25 30 35 40 45 50 42.0			10.0~20.0
轻断食后	0 5 10 15 20 25 30 35 40 45 50 40.0			10.0~20.0

营养师五星推荐配餐

1/2碗玉米糊
（玉米面净重13克）≈188千焦
1碗玉米糊
（玉米面净重26克）≈376千焦
2碗玉米糊
（玉米面净重52克）≈752千焦

韭菜含有丰富的维生素和膳食纤维。维生素在轻断食中必不可少。膳食纤维可增进胃肠蠕动，使胃肠道排空的时间缩短，增加排泄，减少吸收，使减肥效果非常好，因此韭菜也被人们称为"洗肠草"。

韭菜炒鸡蛋

1.取韭菜50克，择洗干净，切段。取鸡蛋1个，打散，加盐适量，搅拌均匀。

2.锅内淋3~5滴植物油，用小刷子或厨房纸巾将油均匀地涂在锅壁上，倒入蛋液，蛋液结块后，盛起备用。

3.锅内再淋3~5滴植物油，均匀地涂在锅壁上，放入韭菜段，炒熟后放入鸡蛋块，加盐适量，炒匀即可。

韭菜炒鸡蛋约1拳头
热量：300千焦

冬瓜虾仁约1拳头
丝瓜滑蛋约1拳头
替代方案

玉米糊1/2碗
（玉米面净重13克）
热量：188千焦

玉米窝头1/2个
红薯粥1/2碗
替代方案

蜂蜜水1杯（蜂蜜2勺）
热量：133千焦

苹果醋1杯
（2勺醋、纯净水200毫升稀释）
无糖豆浆1杯
（200毫升）
替代方案

酸奶轻断食早餐推荐方案

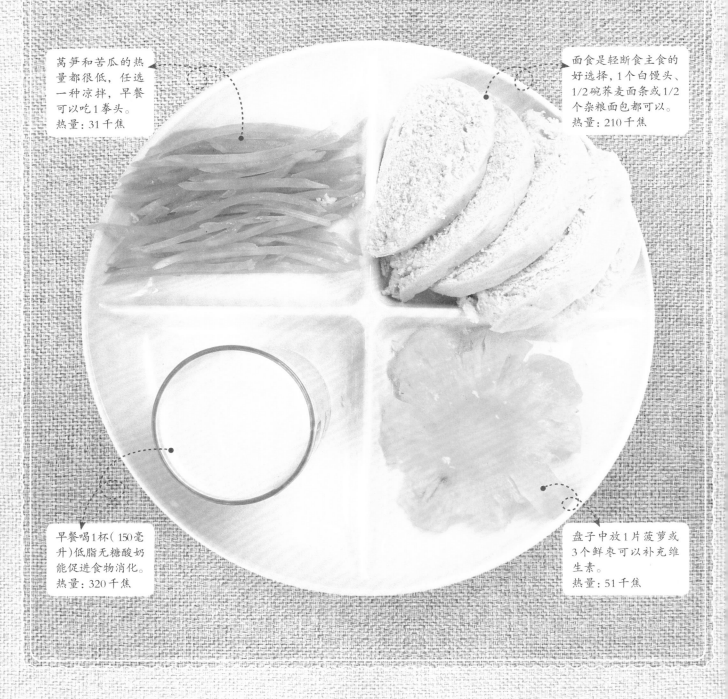

莴笋和苦瓜的热量都很低，任选一种凉拌，早餐可以吃1拳头。
热量：31千焦

面食是轻断食主食的好选择，1个白馒头、1/2碗荞麦面条或1/2个杂粮面包都可以。
热量：210千焦

早餐喝1杯（150毫升）低脂无糖酸奶能促进食物消化。
热量：320千焦

盘子中放1片菠萝或3个鲜枣可以补充维生素。
热量：51千焦

第四章

13种轻断食
总有一款适合你

营养师根据大家的亲身体验，亲自设计了13
种轻断食方案，26个轻断食盘子，百余种轻
断食替换方案，你总能找到适合自己的。

酵素轻断食：
不长痘痘，快排毒

尝试者:赵女士,33岁,上班族,身高168厘米,经过酵素轻断食1个月后,体重66.3千克→64.2千克,体脂百分数35.2%→31.8%。

体验日记:我体重正常,但肚子上肉较多,体脂偏高,本身不想瘦太多,所以试试轻断食。刚开始按照食谱吃,早餐饱腹感正好,到上午10点半才感觉有点饿。中餐的饱腹感比早餐要强一些,有菜有肉,与平时吃的中餐盒饭比,没那么油腻,口腔清爽。下午没加餐,不过到下午5点就饿了。晚餐无油无盐,食欲不强,到了晚上10点就睡觉了,睡前也没饿。

第2天起床没觉得饿,一整天吃的跟第1天差不多,发现中饭吃了红薯,更容易饱了,饿的时间也推迟了。坚持了1个月,虽然体重降得不多,但体脂降得效果还挺明显,感觉肚子一直都挺舒服的,不会出现以前经常腹胀的情况,身体也轻松了不少。

适宜人群:肥胖、代谢率低、易疲劳、蔬果摄入少的人群适宜采用,可提高新陈代谢、缓解疲劳。

不宜人群:慢性腹泻的人群慎用。

最宜使用时间:每天早晚轻断食、周末轻断食。

体验日记	轻断食前	轻断食后
体重（千克）	66.3（正常）	64.2（正常↓）
BMI（千克／米²）	23.5（高标准）	22.7（正常↓）
体脂百分数（%）	35.2（高标准）	31.8（高标准↓）
腰臀脂肪比率（%）	0.83（高标准）	0.82（高标准↓）
基础代谢（千焦）	5431	5506（↑）

尝试者前后对比（来自作者 2015 年数据）

体脂百分数(%)	低标准	正常	高标准	正常范围
轻断食前	8 13 18	23 28	33 38 43 48 53 58 **35.2**	18.0~28.0
轻断食后	8 13 18	23 28	33 38 43 48 53 58 **31.8**	18.0~28.0

第1天

🌅 第1顿
植物酵素1杯（200毫升）、麦片2勺、煮鸡蛋1/2个、凉拌蔬菜约1拳头

🕛 第2顿
低脂牛奶1杯（250毫升）、吐司1片、干切牛肉5片、凉拌蔬菜约1拳头

🌙 第3顿
植物酵素1杯（200毫升）、水果1/2个

第2天

🌅 第1顿
植物酵素1杯（200毫升）、粥约1/2碗、煮鸡蛋1/2个、凉拌蔬菜约1拳头

🕛 第2顿
红薯约1拳头、卤瘦肉类5片、蔬菜汤1碗

🌙 第3顿
植物酵素1杯（200毫升）、水果1/2个

善用酵素，提高代谢

酵素的学名是"酶"，这里推荐的"酵素"是植物综合活性酶，通过将数十种不同的植物自然发酵研制而成，可以催化体内代谢反应，提高代谢率。以植物酵素搭配富含膳食纤维的食物，能够加速体内代谢废物的排出。

家庭自制酵素的基本方法

食材:富含酵素的新鲜果蔬，白砂糖。二者的比例为1:1。

工具:玻璃瓶，菜板，菜刀。

腌制:1.将果蔬洗净，沥干水分(防止在发酵过程中出现腐烂现象)，大块果蔬切成小块。2.果蔬和白砂糖分层放入玻璃瓶中(大块果蔬切小块后，与白砂糖充分搅匀再放入玻璃瓶中)，留下2/5的白砂糖覆盖在最上面，果蔬和白砂糖只要装满玻璃瓶的80%即可。将瓶盖拧紧，再稍微往回扭松些(防止发酵过程中的气体膨胀)。3.装瓶后半个月，每天观察酵素，当最上方的白砂糖大约溶解了一半后，每天上下晃动玻璃瓶，保证所有白砂糖溶解。

发酵:1.发酵第一阶段为6个月。当玻璃瓶中出现发酵液后，每周搅拌、晃动，让果蔬完全浸在发酵液中。如果出现较少的霉变，要及时清除。2.6个月后，过滤发酵液，滤好的液体需要再经过6个月的时间进行第2次发酵，每周观察1次，避免霉变。

Tips

如果想在家中自制酵素，一定要用正确的方法腌制和储藏，以保持活性。

更推荐购买正规企业生产的植物酵素，其保留了酵素活性，能更好地发挥作用。购买时建议选择胶囊或粉剂，它们多采用独立包装，可避光，接触空气的面积较液体酵素小，且不易被污染，浓度也比较高。

排毒减肥酵素食材任意选

猕猴桃 制作酵素时，加1/2个猕猴桃，有利消化。

彩椒 彩椒膳食纤维丰富，食材中放1个即可。

梅子 7颗梅子与其他蔬菜搭配，制成的酵素通便效果好。

番茄 番茄热量低，1个番茄适合跟很多种蔬果一起发酵。

冬瓜 1/2片冬瓜搭配其他蔬果发酵，可利尿排湿。

苹果 取1个苹果与其他蔬果。发酵，促进肠胃蠕动。

橘子 制作酵素时，加1/2个橘子，有效燃烧脂肪。

菠萝 制作酵素时放1/4个，消食作用好。

营养师五星推荐配餐 I

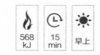

568 kJ | 15 min | 早上

1个圣女果
≈10克≈9千焦

5个圣女果
≈50克≈46千焦

1手掌圣女果
≈100克≈92千焦

无论你选用酵素胶囊、酵素粉还是液体的酵素,按照其包装上营养标签含量计算摄入量,以每次摄入约100千焦的热量为宜。如果是自制的酵素产品(主要是液体酵素,注意饮食安全),则根据自制酵素的浓度进行合理选择,每次不超过150毫升。可搭配鸡蛋、西红柿等食用。

卤鸡蛋

1.鸡蛋洗净,放入凉水锅中,大火将水煮开后,用中火煮10分钟左右至蛋熟。

2.将熟鸡蛋捞出,放入凉水中浸泡5分钟(更容易去壳),去壳。

3.将八角、桂皮、小茴香、陈皮、甘草、豆蔻、草果放入纱布袋中,做成调料包;锅中烧水,水开后放入调料包,加酱油、白砂糖、蚝油和料酒,煮开后放入去壳鸡蛋,煮30~40分钟关火,闷一夜。

卤鸡蛋1/2个
热量:167千焦　替代方案

煮鹌鹑蛋3个
干切牛肉3~4片
(1毫米厚片)

原味燕麦片2勺
(普通勺子,热水冲泡即可)
热量:260千焦　替代方案

煮玉米1/2根
蒸红薯1/2个

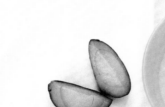

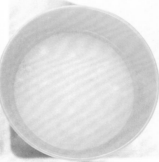

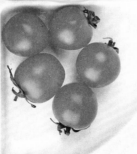

植物酵素1杯
(200毫升,酵素粉6克)
热量:95千焦

与其他食物同食更佳　最佳吃法

圣女果5个
热量:46千焦　替代方案

水果黄瓜1/2根
猕猴桃1个(小)

营养师五星推荐配餐2

海带有"碱性食物之冠"的美称，适当食用有助于调节体液平衡。而且它的热量低，含有丰富的胶质和可溶性膳食纤维，可清除附着在血管壁上的胆固醇，促进胆固醇的排出，是非常好的减肥食物。

1侧面拳头海带
≈25克≈14千焦
1拳头海带
≈50克≈28千焦
1手掌海带
≈100克≈55千焦

凉拌海带丝

1.干海带泡发后洗净，切丝；入沸水锅煮10~15分钟，捞出后用凉开水冲洗，沥干水分。
2.蒜泥、泡椒碎、酱油、白砂糖、醋、芝麻油混合成调味汁。
3.调味汁倒入海带丝中拌匀，加盐调味（可加些红椒丝点缀）。

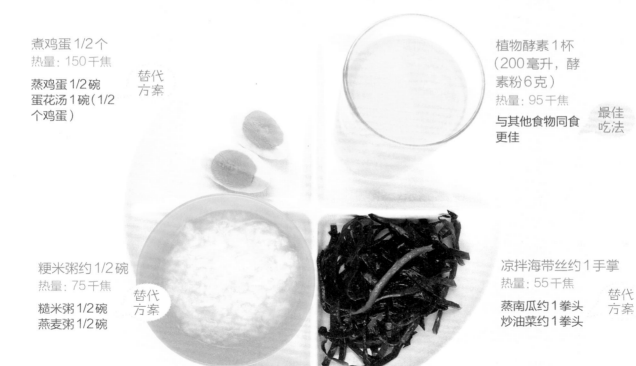

煮鸡蛋1/2个
热量：150千焦

蒸鸡蛋1/2碗
蛋花汤1碗（1/2个鸡蛋）

替代方案

植物酵素1杯
（200毫升，酵素粉6克）
热量：95千焦

与其他食物同食更佳

最佳吃法

粳米粥约1/2碗
热量：75千焦

糙米粥1/2碗
燕麦粥1/2碗

替代方案

凉拌海带丝约1手掌
热量：55千焦

蒸南瓜约1拳头
炒油菜约1拳头

替代方案

果蔬汁轻断食：摆脱便秘，淡斑养颜

尝试者:张小姐,24岁,上班族,身高162厘米,经过果蔬汁轻断食1个月后,体重72.6千克→68.3千克,体脂百分数41.8%→37.8%。

体验日记:周末总有聚会,所以我选择在周一、周二轻断食。轻断食第1天起床后,空腹喝1杯鲜榨果蔬汁,然后按照食谱搭配了主食。大概半小时肚子就咕噜咕噜叫了,润肠通便果然"杠杠的"。一想到脂肪排出体外,心情就特别好。不过嘴巴总想吃点什么。还好就两天,一直给自己打气。第2次就习惯很多了,接下来几次就更容易坚持了。1个月下来,感觉整个人轻松了许多,以前偶尔会有的便秘都没有了,而且果蔬汁制作简单,我准备长期坚持,就算不能瘦成闪电,也能让自己变得更加健康。

适宜人群:便秘、高血脂、蔬果摄入少的人群适宜采用,可以增加饱腹感和肠蠕动,促进排便。

不宜人群:血糖高的人群慎用。

最宜使用时间:每天早晨中午轻断食、周末轻断食。

第1天
🌅 **第1顿**
果蔬汁1杯(200~300毫升)、面食约1拳头、煮鸡蛋1/2个
☀ **第2顿**
杂粮饭1碗、虾仁4个、炒蔬菜约1拳头、橙子1/2个
🌙 **第3顿**
果蔬汁1杯(200~300毫升)、脱脂牛奶200毫升

第2天
🌅 **第1顿**
果蔬汁1杯(200~300毫升)、粥1/2碗、煮鸡蛋1/2个
☀ **第2顿**
果蔬汁1杯(200~300毫升)、玉米1/2根、鸡翅中2个、圣女果5个
🌙 **第3顿**
低脂无糖酸奶1杯(150毫升)、拌蔬菜约1拳头

体验日记	轻断食前	轻断食后
体重(千克)	72.6(高标准)	68.3(高标准↓)
BMI(千克/米²)	27.7(高标准)	26.7(高标准↓)
体脂百分数(%)	41.8(高标准)	37.8(高标准↓)
腰臀脂肪比率(%)	0.87(高标准)	0.85(高标准↓)
基础代谢(千焦)	5397	5284(↓)

尝试者前后对比(来自作者2016年数据)

体脂百分数(%)	低标准	正常	高标准	正常范围
轻断食前	8 13 18	23 28 33	38 43 48 53 58 **41.8**	18.0~28.0
轻断食后	8 13 18	23 28 33	38 43 48 53 58 **37.8**	18.0~28.0

◎ 选对蔬果，效果加倍

富含膳食纤维的果蔬是榨汁的好选择，榨汁时最好用刀片锋利、搅拌速度快的果汁机，以减少营养素的流失。可以增强人体的抗氧化能力、促进肠道蠕动以便排出肠道内的残渣。

富含膳食纤维的蔬果汁食材任意选

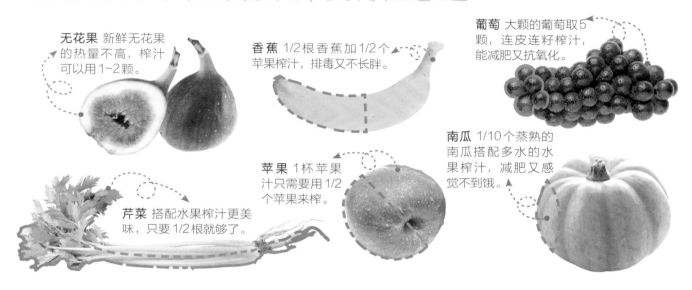

无花果 新鲜无花果的热量不高，榨汁可以用1~2颗。

香蕉 1/2根香蕉加1/2个苹果榨汁，排毒又不长胖。

葡萄 大颗的葡萄取5颗，连皮连籽榨汁，能减肥又抗氧化。

南瓜 1/10个蒸熟的南瓜搭配多水的水果榨汁，减肥又感觉不到饿。

苹果 1杯苹果汁只需要用1/2个苹果来榨。

芹菜 搭配水果榨汁更美味，只要1/2根就够了。

消脂燃脂的蔬果汁食材任意选

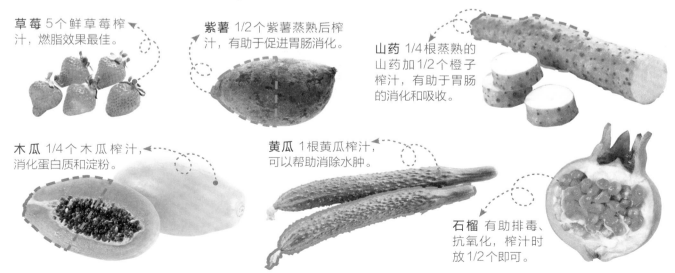

草莓 5个鲜草莓榨汁，燃脂效果最佳。

紫薯 1/2个紫薯蒸熟后榨汁，有助于促进胃肠消化。

山药 1/4根蒸熟的山药加1/2个橙子榨汁，有助于胃肠的消化和吸收。

木瓜 1/4个木瓜榨汁，消化蛋白质和淀粉。

黄瓜 1根黄瓜榨汁，可以帮助消除水肿。

石榴 有助排毒、抗氧化，榨汁时放1/2个即可。

营养师五星推荐配餐Ⅰ

597 kJ	15 min	早上

1/2个煮鸡蛋
≈25克≈150千焦
1个煮鸡蛋
≈50克≈300千焦
2个煮鸡蛋
≈100克≈600千焦

西芹又称西洋芹菜，热量低且营养价值高，含有丰富的矿物质、维生素及膳食纤维，有镇静、降压、健胃、利尿的功效。其叶茎中所含的芹菜苷、佛手柑内酯和挥发油成分，又可降脂、降压，有减肥功效，帮助保持身体健康。

西芹苹果汁

1.西芹、苹果洗净，切小块。

2.西芹块和苹果块放入果汁机中，倒入适量凉开水搅打1分钟成汁。(使用具有快速搅拌功能的果汁机，可保留膳食纤维。)

3.搅拌后不必过滤，立即饮用，不要放置时间过长，以防氧化。

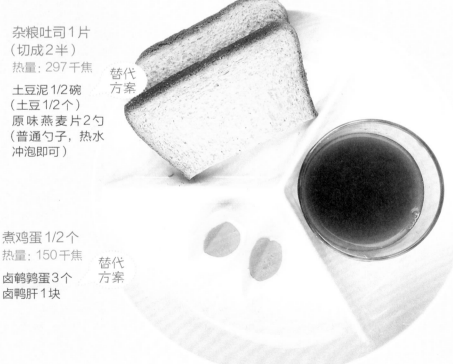

杂粮吐司1片
（切成2半）
热量：297千焦

替代方案

土豆泥1/2碗
（土豆1/2个）
原味燕麦片2勺
（普通勺子，热水冲泡即可）

西芹苹果汁1杯
（西芹1/2根、苹果1/2个）
热量：150千焦

生菜猕猴桃汁1杯
（生菜4片、猕猴桃1个） 替代方案
番茄葡萄汁1杯
（番茄1/2个、葡萄6个）

煮鸡蛋1/2个
热量：150千焦

替代方案

卤鹌鹑蛋3个
卤鸭肝1块

营养师五星推荐配餐2

886 kJ	65 min	中午

雪梨的膳食纤维和果胶含量很高，能刺激肠道蠕动，预防便秘，利于体内毒素排出，减肥美容。而且雪梨还含有丰富水分，可解渴去烦；含有的果糖、葡萄糖、蔗糖、天冬氨酸等，可以抵抗疲劳，令人精力充沛，搭配鸡翅中、牛肉等食用，适宜工作日轻断食的人群。

1/2 根煮玉米（可食部分）
≈25 克≈300 千焦
1 根煮玉米（可食部分）
≈50 克≈600 千焦
2 根煮玉米（可食部分）
≈100 克≈1200 千焦

卤鸡翅中

1. 鸡翅中解冻，焯烫洗净；锅内淋 3~5 滴植物油，用小刷子或厨房纸巾将油均匀地涂在锅壁上，加入鸡翅中煎香。
2. 加入水、酱油、盐、冰糖、卤包（用八角、桂皮、小茴香、陈皮、甘草、豆蔻、草果制成），大火煮开。
3. 转小火炖 1 个小时，大火收汁即可。

番茄雪梨汁 1 杯
（番茄 1 个、雪梨 1/2 个）
热量：255 千焦

替代方案

西芹香蕉汁
（西芹 1 片、香蕉 1/2 根）
生菜苹果汁
（生菜 4 片、苹果 1/2 个）

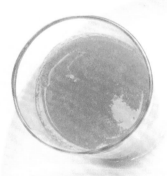

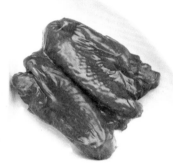

卤鸡翅中 2 个
热量：285 千焦

替代方案

炖牛腩 4 块
（每块约麻将大小）
清蒸带鱼段 2 块
（1 块约食指长）

圣女果 5 个
热量：46 千焦

替代方案

水果黄瓜 1/2 根
西瓜 1 块（小）

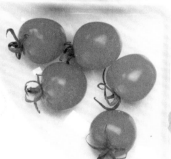

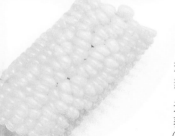

煮玉米 1/2 根
热量：300 千焦

替代方案

无油烧饼 1 块
荞麦面条 1/2 碗
（大拇指粗的 1 小把）

豆浆轻断食：无三高隐患，年轻10岁

尝试者:范小姐,27岁,医生,身高160厘米,经过豆浆轻断食1个月后,体重79.9千克→74.9千克,体脂百分数41.6%→35.9%。

体验日记:我根据自己的情况调整了一下轻断食方案。早餐,500毫升豆浆、1个水煮鸡蛋、150克凉拌黑木耳;午餐,50克米饭、100克豆腐、50克水煮牛肉、250克水煮蔬菜;晚餐同午餐,有时减米饭。前3周每天按照上述方案吃,结果瘦了5.5千克。第4周因为遇到过年,所以按照5:2的形式吃。开始的两天,上午10点都会觉得饿,中午和晚上没有饥饿感,第3天就完全适应了,有时中午的蔬菜会吃不掉。上班骑公共自行车,每天跳10~20分钟瘦身操,偶尔会快走半个小时左右,这些运动让我的轻断食效果更明显。

适宜人群:高血脂、偏素食的人群适宜采用,可以增加饱腹感、降血脂。

不宜人群:肾功能不全、高尿酸的人群慎用。

最宜使用时间:每天早晚轻断食、周末轻断食。

体验日记	轻断食前	轻断食后
体重（千克）	79.9（高标准）	74.9（高标准↓）
BMI（千克／米²）	31.2（高标准）	29.3（高标准↓）
体脂百分数（%）	41.6（高标准）	35.9（高标准↓）
腰臀脂肪比率（%）	0.90（高标准）	0.88（高标准↓）
基础代谢（千焦）	5766	5887（↑）

尝试者前后对比（来自作者2015年数据）

体脂百分数(%)	低标准	正常	高标准	正常范围
轻断食前	8 13 18	23 28	33 38 43 48 53 58 **41.6**	18.0~28.0
轻断食后	8 13 18	23 28	33 38 43 48 53 58 **35.9**	18.0~28.0

第1天

🌅 **第1顿**
豆浆1杯（200毫升）、吐司1/2片、煮鸡蛋1/2个、圣女果5个

☀ **第2顿**
通心粉1/2碗、去皮鸭脯5片、炒蔬菜约1拳头

🌙 **第3顿**
豆浆1杯（200毫升）、凉拌蔬菜约1拳头

第2天

🌅 **第1顿**
豆浆1杯（200毫升）、菜包1个、煮鸡蛋1/2个

☀ **第2顿**
米饭1/2碗、鸡脯肉4片、炒蔬菜约1拳头

🌙 **第3顿**
豆浆1杯（200毫升）、水果约1拳头、炒蔬菜约1拳头

自制豆浆，浓淡相宜

　　一般豆浆的制作要求是固体原料与水的比例为1∶8，这样的浓度比较合适，过浓或过淡都会影响效果。选择富含膳食纤维的果蔬或者谷物，加20~30颗黄豆，制成豆浆，可增加饱腹感，促进肠蠕动而通便。豆浆制作好尽量不要放糖，避免增加摄入的热量和对血糖的影响。

富含膳食纤维的果蔬豆浆食材任意选

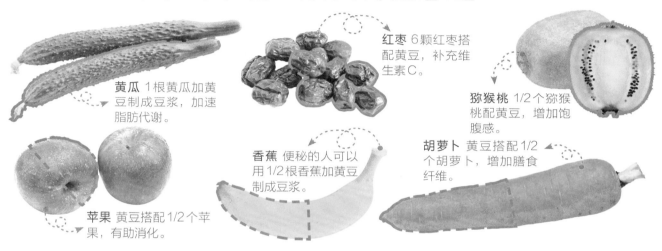

黄瓜 1根黄瓜加黄豆制成豆浆，加速脂肪代谢。

红枣 6颗红枣搭配黄豆，补充维生素C。

猕猴桃 1/2个猕猴桃配黄豆，增加饱腹感。

苹果 黄豆搭配1/2个苹果，有助消化。

香蕉 便秘的人可以用1/2根香蕉加黄豆制成豆浆。

胡萝卜 黄豆搭配1/2个胡萝卜，增加膳食纤维。

富含膳食纤维的谷物豆浆食材任意选

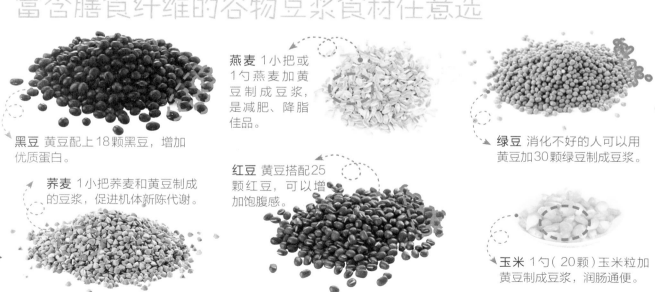

黑豆 黄豆配上18颗黑豆，增加优质蛋白。

荞麦 1小把荞麦和黄豆制成的豆浆，促进机体新陈代谢。

燕麦 1小把或1勺燕麦加黄豆制成豆浆，是减肥、降脂佳品。

红豆 黄豆搭配25颗红豆，可以增加饱腹感。

绿豆 消化不好的人可以用黄豆加30颗绿豆制成豆浆。

玉米 1勺（20颗）玉米粒加黄豆制成豆浆，润肠通便。

营养师五星推荐配餐 I

521 kJ	15 min	早上

1/2片杂粮土司
≈10克≈148千焦

1片杂粮土司
≈20克≈296千焦

2片杂粮土司
≈40克≈592千焦

红豆中含有丰富的蛋白质、碳水化合物、膳食纤维，能为人体提供营养和热量，有改善便秘、利尿的作用，特别适合水肿的人食用。多吃红豆还能瘦腿，腿部脂肪多的轻断食人群平时不妨多吃一些。

红豆豆浆

1.取红豆25颗，黄豆30颗，冲洗干净后放入水中浸泡。

2.将泡好的豆子和泡豆子的水一起放入豆浆机中，启动豆浆机。

3.豆浆煮好后将豆渣过滤掉即可饮用。建议饮用原味豆浆，如果要放糖，每杯不宜超过2克。剩余的豆渣可以制作豆渣饼，不吃的话作为花草的肥料也是很好的选择。

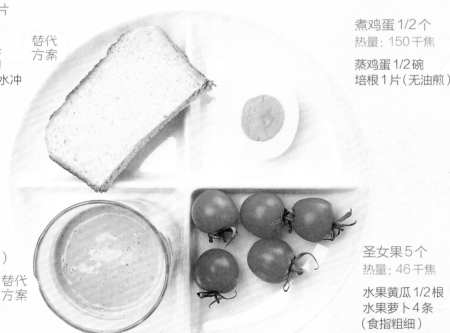

杂粮吐司1/2片
热量：148千焦

蒸南瓜约1拳头
原味燕麦片1勺
（普通勺子，热水冲泡即可）

替代方案

煮鸡蛋1/2个
热量：150千焦

替代方案

蒸鸡蛋1/2碗
培根1片（无油煎）

红豆豆浆1杯（200毫升）
热量：177千焦

替代方案

燕麦豆浆1杯
（燕麦粒1勺、黄豆30颗）

圣女果5个
热量：46千焦

替代方案

水果黄瓜1/2根
水果萝卜4条
（食指粗细）

营养师五星推荐配餐2

黑豆富含膳食纤维和寡糖，有润肠通便的功效，轻断食期间食用的话可以避免便秘的出现。而且，黑豆的蛋白质含量高、脂肪熔点低、易于消化吸收，常被当作钙、蛋白质的补充剂。搭配冬瓜等热量较低的蔬菜，轻断食效果好。女性轻断食期间食用的话，还能调节内分泌。

1/4个火龙果
≈50克≈108千焦
1/2个火龙果
≈100克≈216千焦
1个火龙果
≈200克≈432千焦

海米冬瓜

1.冬瓜去皮去子，切成0.5厘米厚的冬瓜片；海米用1/2碗温水泡软。

2.锅内淋3~5滴植物油，用小刷子或厨房纸巾将油均匀地涂在锅壁上，加入冬瓜片翻炒至出水。

3.海米及泡发海米的水一起倒入锅中，加料酒、盐大火烧开转中小火焖5分钟左右，大火收汁即可。

火龙果1/4个
热量：108千焦

猕猴桃1/2个
苹果1/3个

替代方案

海米冬瓜1碗
（冬瓜约1拳头、海米10粒）
热量：88千焦

白萝卜炖干贝
（白萝卜约1拳头、干贝5个）

白菜炒虾干
（白菜约1拳头、虾干3个）

替代方案

黑豆豆浆1杯
（200毫升，黑豆18颗、黄豆30颗）
热量：280千焦

玉米红豆豆浆1杯
（200毫升，玉米粒1勺、红豆25颗）

替代方案

酸奶轻断食："双向"调节肠胃

尝试者: 吴女士,36岁,文员,身高165厘米,经过酸奶轻断食1个月后,体重82.0千克→76.2千克,体脂百分数44.6%→40.4%。

体验日记:我在周日开始尝试的酸奶轻断食。由于是周末,早午餐一起吃了,在食谱的基础上,多吃了点蔬菜,还蛮饱的。到傍晚饿到不行,把酸奶提前解决了,到晚餐吃了半根黄瓜。第2天起来还是蛮饿的,但便秘了好几天的我,竟然吃完早餐立刻去厕所了,感觉肚子很舒服。早餐喝了1杯酸奶,配半个番茄、1个窝窝头和鸡蛋,到中午都没饿。午餐添了点鸡肉,吃了半碗米饭和炒青菜。下午和晚上都没像之前那么饿了。坚持了1个月,小有成效,身体感觉健康多了。

适宜人群:大便干燥、爱饮奶的人群适宜采用,可以提供活性益生菌,提升肠道环境的健康水平。

不宜人群:脾胃虚寒、慢性腹泻的人群慎用。

最宜使用时间:每天早餐和晚餐、周末轻断食。

体验日记	轻断食前	轻断食后
体重(千克)	82.0(高标准)	76.2(高标准↓)
BMI(千克/米²)	30.1(高标准)	28.0(高标准↓)
体脂百分数(%)	44.6(高标准)	40.4(高标准↓)
腰臀脂肪比率(%)	0.92(高标准)	0.89(高标准↓)
基础代谢(千焦)	5653	5648(↓)

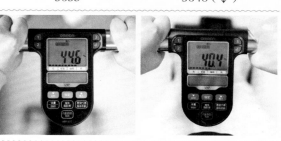

尝试者前后对比
(来自网友提供)

第1天

🕐早 第1顿
低脂无糖酸奶1杯(150毫升)、粥1/2碗、煮鸡蛋1/2个、黄瓜1/2根

🕐中 第2顿
米饭1/2碗、鸡脯肉5片、炒蔬菜约1拳头

🕐晚 第3顿
低脂无糖酸奶1杯(150毫升)、水果1个

第2天

🕐早 第1顿
低脂无糖酸奶1杯(150毫升)、面食、凉拌蔬菜、水果各约1拳头

🕐中 第2顿
面条1/2碗、对虾4只、炒蔬菜约1拳头

🕐晚 第3顿
低脂无糖酸奶1杯(150毫升)、水果1个

● 低脂无糖酸奶，营养有益健康

酸奶是以牛奶为原料，经过杀菌处理后向牛奶中添加益生菌进行发酵，然后冷却包装的一种奶制品。经过发酵的酸奶，优化了牛奶中的蛋白质与脂肪，并富含有益微生物，在肠道内更容易被吸收，消化系统不好的人可以多多食用。

如何挑选酸奶

市售的酸奶品种很多，有液态的、固态的，还有添加各种果粒的，这些酸奶中一般都会通过添加糖来改善口味。

对于要控制体重或减肥的人来说，最好选择食品包装上有"低脂"和"无糖"标示的酸奶。不要选择包装上有"酸奶饮料"标示的饮品，因为它没有酸奶的营养，含糖量很高，不利于控制体重。

家庭自制低脂无糖酸奶的方法

原料：低脂牛奶500毫升，酸奶发酵剂1/2包（可以用50毫升酸奶代替）。

工具：酸奶机。

做法：

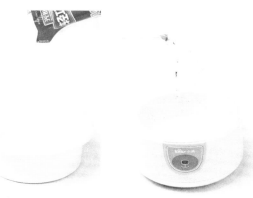 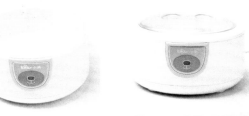 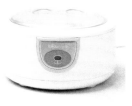 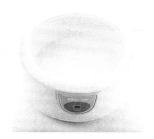

①酸奶机的奶盒用开水烫洗消毒；将低脂牛奶倒入奶盒中，加入酸奶发酵剂（酸奶），混合拌匀。

②酸奶机内加入少量40℃左右的温水。

③拌好牛奶的奶盒放入酸奶机内，将酸奶机通上电源。

④8~10小时后，拔掉电源，看到酸奶呈凝固状即可。做好的酸奶放入冰箱内冷藏，2天内食用完。

营养师五星推荐配餐 I

燕麦所含的丰富膳食纤维，能促消化，起到减肥降脂、预防便秘的作用。此外，燕麦中还含有丰富的矿物质和多种维生素，经常食用能保持肌肤弹性。而且燕麦比较容易产生饱腹感，燕麦粥的饱腹指数可达209，是轻断食的好选择。

粳米燕麦粥

1. 取粳米1/2勺、燕麦1勺洗净，用水浸泡30~60分钟。
2. 泡好的粳米、燕麦入锅，加足量的水，大火烧开。
3. 转中小火煮粥，待粥煮得很浓稠即可出锅。

1/2根黄瓜
≈100克≈50千焦
1根黄瓜
≈200克≈100千焦
2根黄瓜
≈400克≈200千焦

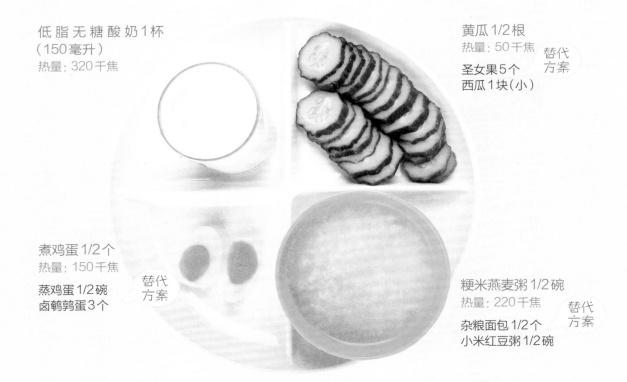

低脂无糖酸奶1杯
（150毫升）
热量：320千焦

黄瓜1/2根
热量：50千焦   替代方案
圣女果5个
西瓜1块（小）

煮鸡蛋1/2个
热量：150千焦

替代方案

蒸鸡蛋1/2碗
卤鹌鹑蛋3个

粳米燕麦粥1/2碗
热量：220千焦   替代方案

杂粮面包1/2个
小米红豆粥1/2碗

营养师五星推荐配餐 2

612 kJ	15 min	早上

1 侧面拳头莴笋
≈ 25 克 ≈ 15 千焦
1 拳头莴笋
≈ 50 克 ≈ 31 千焦
1 手掌莴笋
≈ 100 克 ≈ 62 千焦

莴笋富含烟酸，能促进消化系统的健康，减轻胃肠障碍，使皮肤更健康，但烟酸易溶于水，所以莴笋要先洗后切。另外，莴笋叶的营养成分，特别是维生素 C 的含量，远远高于莴笋茎，因此吃莴笋的时候，最好茎叶都吃。

凉拌莴笋

1. 莴笋去皮，清洗干净，切成丝。
2. 切好的莴笋丝放入热水中焯约 1 分钟，捞出沥干水分。
3. 加入盐、醋、白芝麻，拌匀即可。

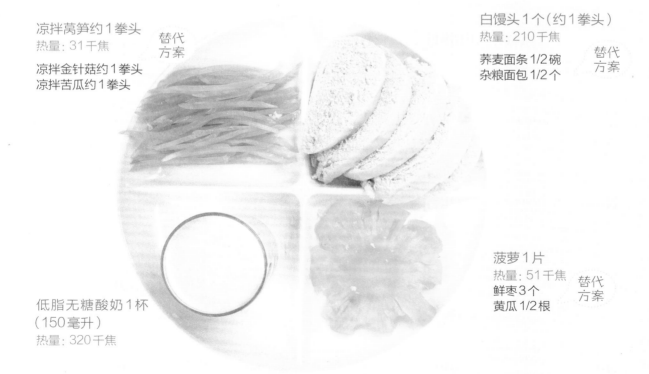

凉拌莴笋约 1 拳头
热量：31 千焦

替代方案

凉拌金针菇约 1 拳头
凉拌苦瓜约 1 拳头

白馒头 1 个（约 1 拳头）
热量：210 千焦

替代方案

荞麦面条 1/2 碗
杂粮面包 1/2 个

低脂无糖酸奶 1 杯
（150 毫升）
热量：320 千焦

菠萝 1 片
热量：51 千焦

替代方案

鲜枣 3 个
黄瓜 1/2 根

水果轻断食：减肥不生病，增强免疫力

尝试者：陈先生，33岁，上班族，身高168厘米，经过水果轻断食1个月后，体重93.8千克→87.9千克，体脂百分数36.8%→33.6%。

体验日记：第1天早上吃了1拳头大的苹果、1个鸡蛋和1杯低脂牛奶。11点吃1根香蕉，没有感觉到饿。中午吃了大概1拳头的牛排，1拳头的蔬菜沙拉。下午3点非常饿，吃了1个苹果。晚上喝了1碗粥，炒了1份蔬菜。第1天从下午到晚上很难熬。

第2天早上饿醒了，跟第1天吃的东西差不多，不过水果，我都留到了肚子饿或者嘴巴馋的时候吃，中餐把牛排换成了鱼。饥饿感比第1天好些，一阵一阵的，忍过去就好了。2天过去，肚子感觉没以前那么突出了。这样吃了1个月，肚子瘦了些，太开心了，要继续坚持。

适宜人群：皮肤干燥、便秘的人群适宜采用。

不宜人群：血糖高者慎用。

最宜使用时间：每天早餐和中餐、周末轻断食。

体验日记	轻断食前	轻断食后
体重（千克）	93.8（高标准）	87.9（高标准↓）
BMI（千克／米²）	33.2（高标准）	31.2（高标准↓）
体脂百分数（%）	36.8（高标准）	33.6（高标准↓）
腰臀脂肪比率（%）	0.97（高标准）	0.95（高标准↓）
基础代谢（千焦）	6908	6820（↓）

尝试者前后对比（来自作者2015年数据）

体脂百分数(%)	低标准	正常	高标准			正常范围
轻断食前	0 5 10	15 20	25 30 35	40 45 50	**36.8**	10.0~20.0
轻断食后	0 5 10	15 20	25 30 35	40 45 50	**33.6**	10.0~20.0

第1天

🟠 **早 第1顿**
水果约1拳头、煮鸡蛋1个、低脂牛奶1杯（200毫升）

🟡 **中 第2顿**
水果约1拳头、牛排1/3块、凉拌蔬菜约1拳头

🟤 **晚 第3顿**
粥1/2碗、炒蔬菜约1拳头

第2天

🟠 **早 第1顿**
水果约1拳头、无糖豆浆1杯（300毫升）、鸡蛋饼1个

🟡 **中 第2顿**
水果约1拳头、清蒸鱼1块、炒蔬菜约1拳头

🟤 **晚 第3顿**
意大利面1/2碗、炒蔬菜约1拳头

● 水果营养好吃，不可过量贪食

　　每天吃适量的水果，可以补充多种维生素、矿物质和膳食纤维，增加免疫力、促进肠蠕动，预防便秘。但是吃得过多，会增加血液中糖的浓度，引起血糖升高；同时水果中的果酸也会刺激消化液的分泌，引起胃部不适。所以，再好吃的水果也不能贪吃。

润肠排毒水果任意选

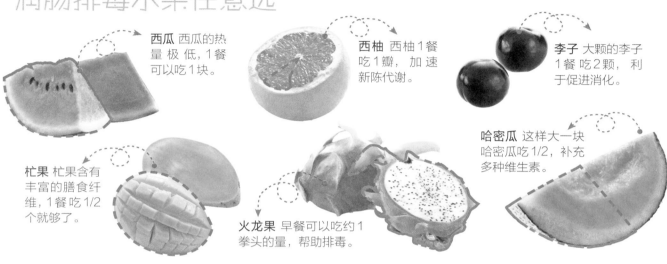

西瓜 西瓜的热量极低，1餐可以吃1块。

西柚 西柚1餐吃1瓣，加速新陈代谢。

李子 大颗的李子1餐吃2颗，利于促进消化。

哈密瓜 这样大一块哈密瓜吃1/2，补充多种维生素。

杧果 杧果含有丰富的膳食纤维，1餐吃1/2个就够了。

火龙果 早餐可以吃约1拳头的量，帮助排毒。

消脂燃脂水果任意选

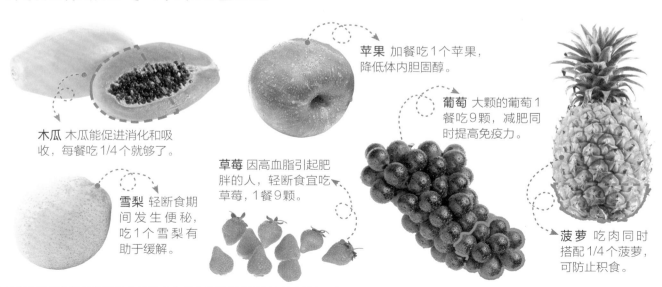

苹果 加餐吃1个苹果，降低体内胆固醇。

葡萄 大颗的葡萄1餐吃9颗，减肥同时提高免疫力。

木瓜 木瓜能促进消化和吸收，每餐吃1/4个就够了。

草莓 因高血脂引起肥胖的人，轻断食宜吃草莓，1餐9颗。

雪梨 轻断食期间发生便秘，吃1个雪梨有助于缓解。

菠萝 吃肉同时搭配1/4个菠萝，可防止积食。

营养师五星推荐配餐 I

🔥 649 kJ	🕐 15 min	☀ 早上

火龙果含有一般植物少有的植物性白蛋白，这种活性的白蛋白会自动与人体内的重金属离子结合，通过排泄系统排出体外，从而起到排毒作用。而且，火龙果富含维生素和水溶性膳食纤维，能促进肠胃蠕动，是理想的减肥水果。可与牛奶、鸡蛋等搭配食用。

1/2个鸡蛋饼
≈25克≈146千焦
1个鸡蛋饼
≈50克≈292千焦
2个鸡蛋饼
≈100克≈584千焦

鸡蛋饼

1.将1个鸡蛋打入碗内搅拌均匀。

2.加入与蛋液等量的水、适量盐(酱油)，再次搅拌均匀。

3.将混合好的蛋液倒入预热的平底不粘锅内，待成型后调小火，用锅铲轻推并翻面使蛋饼熟透即可。

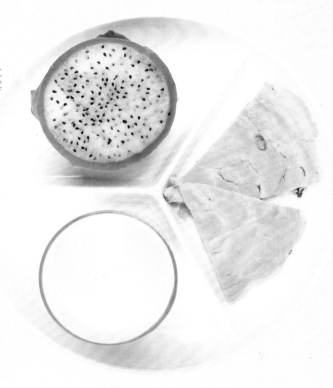

火龙果约1拳头
热量: 216千焦

哈密瓜约1拳头
草莓7个
替代方案

鸡蛋饼1/4个
热量: 73千焦

煮鸡蛋1/4个
卤鹌鹑蛋2个
替代方案

低脂牛奶1杯(200毫升)
热量: 360千焦

低脂无糖酸奶1杯
(200毫升)
自制香蕉牛奶1杯
(200毫升, 1/2根香蕉、
1/2杯低脂牛奶)
替代方案

营养师五星推荐配餐2

638 kJ | 35 min | 中午

1/3块菲力牛排
≈100克≈354千焦
1/2块菲力牛排
≈150克≈531千焦
1块菲力牛排
≈300克≈1062千焦

菠萝中富含的维生素C具有很好的代谢能力，能促使肠道毒素代谢，保持消化功能的正常运作。菠萝中还含有一种叫"菠萝蛋白酶"的物质，可作用于人体皮肤上的老化角质层，促进皮肤新陈代谢。轻断食期间食用，减肥的同时，对皮肤也有好处。搭配牛排、蔬菜等食用营养丰富均衡。

菲力牛排

1.购买新鲜的牛排(菲力牛排为牛里脊肉)，将牛排放在砧板上用肉锤轻敲至肉的组织松软。
2.将少量的盐和胡椒拌匀后均匀地抹在牛排表面。
3.平底不粘锅内滴2滴植物油，用厨房专用纸将油擦遍锅底，开火预热，将牛排放入，煎至自己喜爱的成熟度后盛起装盘。

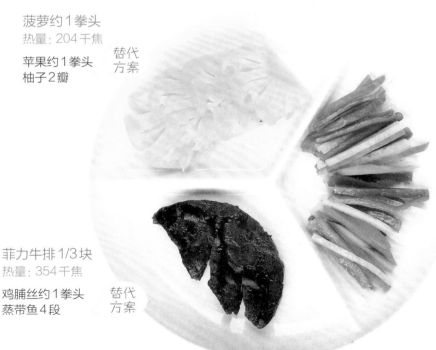

菠萝约1拳头
热量：204千焦

苹果约1拳头
柚子2瓣

替代方案

五彩蔬菜条约1拳头
（胡萝卜、彩椒，水煮或生吃）
热量：80千焦

拌菠菜约1拳头
拌生菜约1拳头

替代方案

菲力牛排1/3块
热量：354千焦

鸡脯丝约1拳头
蒸带鱼4段

替代方案

蔬菜轻断食：
增加膳食纤维，促消化

尝试者：王女士，48岁，上班族，身高160厘米，经过蔬菜轻断食1个月后，体重71.5千克→66.9千克，体脂百分数38.9%→37.6%。

体验日记：轻断食第1天，整个人充满干劲儿，早饭吃完挺饱的，可能是平时不习惯早餐吃蔬菜的缘故。下午四五点钟的时候开始感到饥饿，而且是超级饿，整个脑子都在喊"我要吃饭"！这个时候就吃点水果，哄哄自己的肚子。晚餐只能吃平时的1/4，三四口就吃完了。然后遵照轻断食的建议，早早睡觉。第2天吃得差不多饭量，排便比平时顺利。按同样的方法又进行了3次轻断食，饿的感觉不那么明显了，觉得自己确实食量小了，整体状态非常好。

适宜人群：高血脂、高血糖、便秘的人群适宜采用，可以提供丰富的维生素和膳食纤维，降血脂和血糖，促进排便。

不宜人群：慢性胃炎的人群慎用。

最宜使用时间：每天早餐、中餐、晚餐，周末轻断食。

体验日记	轻断食前	轻断食后
体重（千克）	71.5（高标准）	66.9（高标准↓）
BMI（千克／米²）	30.1（高标准）	28.2（高标准↓）
体脂百分数（%）	38.9（高标准）	37.6（高标准↓）
腰臀脂肪比率（%）	0.96（高标准）	0.94（高标准↓）
基础代谢（千焦）	5498	5322（↓）

尝试者前后对比（来自作者 2014 年数据）

体脂百分数(%)	低标准	正常	高标准	正常范围
轻断食前	8 13 18	23 28	33 38 43 48 53 58 ▮38.9	18.0~28.0
轻断食后	8 13 18	23 28	33 38 43 48 53 58 ▮37.6	18.0~28.0

第1天

早 第1顿
凉拌蔬菜约1手掌、煮鸡蛋1个、无糖豆浆1杯（200毫升）

中 第2顿
烫蔬菜约1拳头、牛排1/4块、蒸薯类约1拳头

晚 第3顿
粥1/2碗、炒蔬菜约1拳头

第2天

早 第1顿
凉拌蔬菜约1手掌、鸡蛋饼1个、低脂牛奶1杯（200毫升）

中 第2顿
炒蔬菜约1手掌、清蒸鱼1块、粥1/2碗

晚 第3顿
面食约1拳头、蔬菜汤1碗

● 蔬菜有别，选对就好

　　每天食用适量的蔬菜能够保证体内有足量的膳食纤维，达到预防便秘、降低血脂和血糖、减肥瘦身等效果。轻断食期间，非淀粉类蔬菜占每天摄取蔬菜的2/3，淀粉类蔬菜占每天摄取蔬菜的1/3，保持这个比例，可以在保证摄入充足膳食纤维、维生素和矿物质基础上，又达到摄入热量低的目的。

2/3 非淀粉类蔬菜任意选

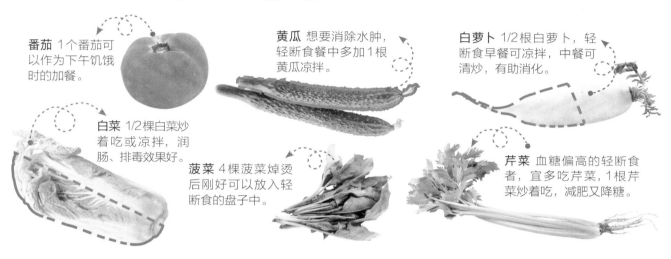

番茄 1个番茄可以作为下午饥饿时的加餐。

黄瓜 想要消除水肿，轻断食餐中多加1根黄瓜凉拌。

白萝卜 1/2根白萝卜，轻断食早餐可凉拌，中餐可清炒，有助消化。

白菜 1/2棵白菜炒着吃或凉拌，润肠、排毒效果好。

菠菜 4棵菠菜焯烫后刚好可以放入轻断食的盘子中。

芹菜 血糖偏高的轻断食者，宜多吃芹菜，1根芹菜炒着吃，减肥又降糖。

1/3 淀粉类蔬菜任意选

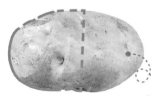

土豆 1/2个大土豆做成土豆泥，有通便功效。

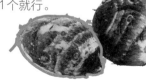

芋头 轻断食可以常吃芋头促消化，每次1个就行。

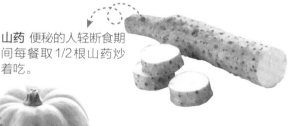

山药 便秘的人轻断食期间每餐取1/2根山药炒着吃。

慈姑 炒菜时加1个慈姑，可以预防便秘。

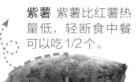

紫薯 紫薯比红薯热量低，轻断食中餐可以吃1/2个。

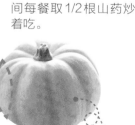

南瓜 需补充膳食纤维，蒸1/10个南瓜吃即可。

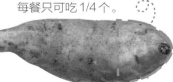

红薯 红薯热量较高，每餐只可吃1/4个。

营养师五星推荐配餐Ⅰ

558 kJ　20 min　早上

西蓝花含有丰富的膳食纤维，在胃内吸水膨胀后体积会变大，容易产生饱腹感，有助减少食量，控制体重。此外，其维生素含量较高，有利于增强人体免疫功能，防止轻断食期间，出现身体不适。

1侧面拳头西蓝花
≈25克≈35千焦
1拳头西蓝花
≈50克≈70千焦
1手掌西蓝花
≈100克≈140千焦

凉拌西蓝花

1.西蓝花掰成小朵，洗净，用热水焯烫3分钟;蒜切片。
2.焯烫好的西蓝花捞出过凉水，以保持脆爽的口感。
3.加入蒜片碎拌匀，再依个人口味加入适量盐、生抽、芝麻油调味即可。

凉拌西蓝花约1手掌
热量：140千焦

莴笋约1手掌
卷心菜约1手掌

替代方案

无糖豆浆1杯
（200毫升，黄豆30颗）
热量：118千焦

脱脂牛奶1杯（200毫升）
绿豆豆浆1杯
（200毫升，黄豆20颗、绿豆15颗）

替代方案

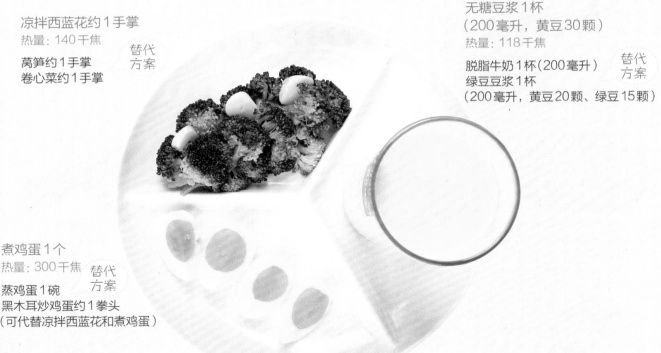

煮鸡蛋1个
热量：300千焦

蒸鸡蛋1碗
黑木耳炒鸡蛋约1拳头
（可代替凉拌西蓝花和煮鸡蛋）

替代方案

营养师五星推荐配餐 2

| 508 kJ | 40 min | 中午 |

1 侧面拳头白菜
≈ 25 克 ≈ 18 千焦
1 拳头白菜
≈ 50 克 ≈ 36 千焦
1 手掌白菜
≈ 100 克 ≈ 72 千焦

白菜是最常见的蔬菜之一，热量低，营养价值却很高，是很好的减肥食品。其所含的丰富膳食纤维，能促进肠胃蠕动，缓解便秘，帮助排出毒素；白菜里丰富的维生素和水分，又能去火、清热、养胃生津。轻断食期间常吃白菜，护肤养颜。可与鱼荤素搭配食用。

清蒸鲈鱼

1. 鲈鱼处理好后洗净，在鱼身两面划出刀口，加盐、白糖、料酒腌制约 15 分钟。
2. 处理好的鲈鱼放入大鱼盘中，均匀地撒上生姜丝、葱丝、红椒丝，淋入蒸鱼豉油。
3. 蒸锅中加入适量凉水，鱼盘入锅，大火烧开后，蒸约 10 分钟，再焖约 5 分钟即可出锅。

炒大白菜约 1 手掌
热量：72 千焦

替代方案

炒绿豆芽约 1 手掌
炒苦瓜片约 1 手掌

清蒸鲈鱼 1 块
热量：326 千焦

替代方案

白灼大虾 4 只
去皮盐水鸡腿 1 个

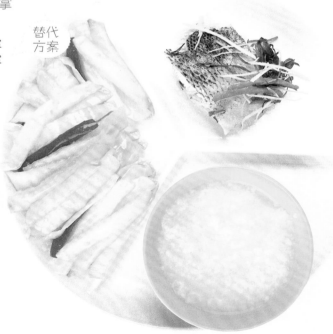

玉米粥 1/2 碗
（玉米碴 25 克）
热量：110 千焦

替代方案

燕麦粥 1/2 碗
红豆粥 1/2 碗

五谷粥轻断食：
排毒轻断食两不误

尝试者:许女士,28岁,设计师,身高162厘米,经过五谷粥轻断食1个月后,体重68.6千克→66.2千克,体脂百分数39.1%→37.2%。

体验日记:轻断食的第1天,是不适感最明显的1天,尤其下午,感觉很饥饿,好不容易熬到晚饭,但只有低脂无糖酸奶和苹果,并没有减轻饥饿感,反而更想吃东西,所以当天早早地睡觉。第2天早上起来,吃过早餐,感觉略好,虽然还是不习惯,但相比于第1天,已经感觉好很多。

第2周的轻断食日,中午是五谷粥半碗,妈妈蒸的鲈鱼我吃了2块,还有烫了1拳头的西蓝花,晚上也坚持喝了2杯猕猴桃香蕉橙子汁,身体非常清爽舒畅。坚持3周,虽然体重、体脂变化不大,但睡眠变好了,感觉整个人棒棒的,还很有精神,相信再坚持一定有效果。

适宜人群: 血糖正常、消化不良的人群适宜采用,温补饱腹。

不宜人群: 血糖高者慎用。

最宜使用时间: 每天早餐、中餐,周末轻断食。

体验日记	轻断食前	轻断食后
体重（千克）	68.6（高标准）	66.2（高标准↓）
BMI（千克／米²）	26.1（高标准）	25.2（高标准↓）
体脂百分数（%）	39.1（高标准）	37.2（高标准↓）
腰臀脂肪比率（%）	0.87（高标准）	0.86（高标准↓）
基础代谢（千焦）	5322	5305（↓）

尝试者前后对比（来自作者 2016 年数据）

体脂百分数(%)	低标准	正常	高标准		正常范围
轻断食前	8 13 18	23 28	33 38 43	48 53 58	18.0~28.0
			39.1		
轻断食后	8 13 18	23 28	33 38 43	48 53 58	18.0~28.0
			37.2		

第1天

🕐 第1顿
五谷粥1/2碗、煮鸡蛋1/2个、凉拌蔬菜约1手掌

🕐 第2顿
五谷粥1/2碗、水煮肉片5片、炒蔬菜约1拳头

🕐 第3顿
低脂无糖酸奶1杯（150毫升）、水果1个

第2天

🕐 第1顿
五谷粥1/2碗、卤蛋1/2个、凉拌蔬菜约1手掌

🕐 第2顿
五谷粥1/2碗、蒸鱼段2块、烫蔬菜约1手掌

🕐 第3顿
果蔬汁1杯

● 五谷杂粮多膳食纤维，营养饱腹利轻断食

　　粥具有易咀嚼、易消化的特点。杂粮因为谷皮比较完整，煮的时间过短会不利于消化，煮成粥后则解决了难消化的问题。杂粮中的膳食纤维很多，在胃内具有较强的吸水膨胀能力，可以增加饱腹感，达到轻断食的效果。

可以排毒的五谷杂粮任意选

荞麦 荞麦具有排毒功效，可在五谷粥中加1勺。

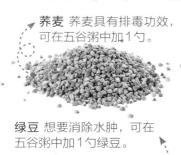

绿豆 想要消除水肿，可在五谷粥中加1勺绿豆。

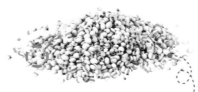

薏米 常应酬的人可在五谷粥中加1勺薏米，减少胃肠负担。

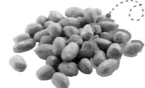

花生 花生有润肺利水的功效，熬粥时可以加10颗。

小米 小米可以健脾养胃，五谷粥中可以加1勺。

黑米 熬粥时加3勺黑米，有助于减少脂肪在血管壁上的沉积。

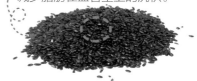

富含膳食纤维的五谷杂粮任意选

黑豆 1勺黑豆和大米同煮，增加膳食纤维。

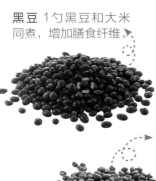

燕麦 在五谷粥中加2勺燕麦，有减肥、降脂的功效。

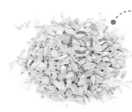

玉米 熬粥时加1勺玉米（20颗），可以润肠通便。

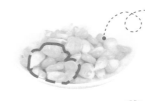

红豆 1勺红豆和其他谷物一起煮粥，可增加饱腹感。

核桃 五谷粥中加2颗核桃，有润肠通便的功效。

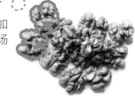

糙米 便秘的人熬粥时加2勺糙米，可加速肠道蠕动。

营养师五星推荐配餐I

蕉米中含有丰富的矿物质，可促进新陈代谢，减少胃肠负担，清热利尿，去水肿，易水肿体质的人群适宜食用。此外，蕉米中还含有丰富的B族维生素和维生素E，常食可保持皮肤光泽、细腻。

五谷粥

1.取黑米3勺，粳米2勺，蕉米1勺，糙米2勺，燕麦2勺，洗净，用凉水浸泡30~60分钟。

2.锅中倒入4杯凉水，将浸泡好的五谷放入锅内，大火烧开。

3.小火熬煮30分钟，至谷物成粥状即可。

1侧面拳头粳米
≈25克≈360千焦
1拳头粳米
≈50克≈721千焦
1手掌粳米
≈100克≈1442千焦

五谷粥 1/2 碗
热量：217千焦

南瓜杂粮粥 1/2 碗
红薯杂粮粥 1/2 碗

替代
方案

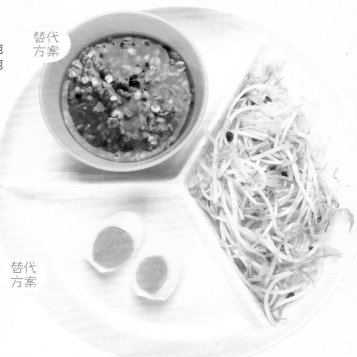

凉拌绿豆芽约1手掌
热量：76千焦

凉拌黄瓜条约1手掌
凉拌莴笋丝约1手掌

替代
方案

煮鸡蛋 1/2 个
热量：150千焦

卤鹌鹑蛋3个
咸鸭蛋 1/2 个

替代
方案

营养师五星推荐配餐2

517 kJ	35 min	中午

菠菜含有丰富的维生素B_1、维生素B_2，能促进体内脂肪与蛋白质的代谢，增强人体的抵抗力，加强抗病毒能力，适宜抵抗力弱的轻断食人群食用。此外，菠菜中所含的丰富膳食纤维，可润肠通便，促进毒素排出，对便秘、痔疮有一定疗效，如果轻断食期间出现便秘，可以常吃菠菜。搭配粥和鱼食用，营养均衡。

蒸黄鱼段

1.黄鱼处理好，洗净，切段，表面抹上适量盐和料酒腌制15分钟;葱、生姜切丝。

2.在鱼盘底部均匀地铺上葱丝、生姜丝，黄鱼段入盘。

3.锅内加水，大火烧开，放入鱼盘，盖锅大火蒸约10分钟，淋上适量蒸鱼豉油，趁热食用即可。

1侧面拳头菠菜
≈25克≈25千焦
1拳头菠菜
≈50克≈50千焦
1手掌菠菜
≈100克≈100千焦

烫菠菜约1手掌
热量：100千焦

烫青菜约1手掌
烫白菜约1手掌

替代方案

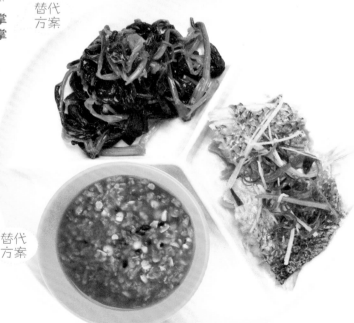

蒸黄鱼段2块
热量：200千焦

带鱼3块
干切牛肉4片

替代方案

五谷粥1/2碗
热量：217千焦

杂粮吐司1片
玉米窝头1/2个

替代方案

汤品轻断食：
补水轻断食，越喝越美

尝试者：刘先生，23岁，上班族，身高180厘米，经过汤品轻断食1个月后，体重106.1千克→100.5千克，体脂百分数33.2%→28.5%。

体验日记：刚开始我选的周一周四轻断食，第1天早上喝了碗蔬菜汤，吃了半个鸡蛋和一点面条，上午感觉不是很饿。中午对自己狠了一点，只喝了食堂的紫菜蛋花汤，到下午饿得不行了。周四第2天轻断食，早上排便了一次，便便有点墨绿偏黑色，惊呆了，没想到这种轻断食的方法真的有排毒的功效。下午按菜谱吃的，饿的感觉就不那么强烈。不过感觉对于上班族来说，可能周末断食更好些。同样的方法轻断食1个月，不仅体重减掉很多，而且感觉整个人神清气爽的，脸色也好了一些。

适宜人群：肥胖、便秘的人群适宜采用，可以补充体内水分。

不宜人群：需要限制饮水的人群慎用。

最宜使用时间：每天早餐、中餐、晚餐，周末轻断食。

体验日记	轻断食前	轻断食后
体重（千克）	106.1（高标准）	100.5（高标准↓）
BMI（千克/米²）	32.7（高标准）	31.0（高标准↓）
体脂百分数（%）	33.2（高标准）	28.5（高标准↓）
腰臀脂肪比率（%）	0.92（高标准）	0.90（高标准↓）
基础代谢（千焦）	7945	8046（↑）

尝试者前后对比（来自作者2015年数据）

体脂百分数（%）	低标准	正常	高标准	正常范围
轻断食前	0 5 10	15 20	25 30 35 40 45 50 **33.2**	10.0~20.0
轻断食后	0 5 10	15 20	25 30 35 40 45 50 **28.5**	10.0~20.0

第1天

🌅 **第1顿**
蔬菜汤1碗（咸）、面食约1/2拳头、煮鸡蛋1/2个

☀ **第2顿**
蔬菜汤1碗（甜）、水果约1拳头、炒蔬菜约1手掌

🌙 **第3顿**
蔬菜汤1碗（咸）、嫩豆腐1/2块

第2天

🌅 **第1顿**
蔬菜羹1碗（甜）、煮鸡蛋1/2个、圣女果5颗

☀ **第2顿**
蔬菜汤1碗（咸）、鱼丸5个、面条1指

🌙 **第3顿**
蔬菜汤1碗（甜）、水果约1拳头

● 汤品有料，营养瘦身

　　在轻断食期间应选用蔬菜做的汤品，它们保留了植物原本的膳食纤维，具有低热量、易饱腹的特点。饭前喝汤可减少正餐的进食量，饭时喝汤可促进消化，饭后喝汤则容易撑大胃体积。因此，轻断食期间建议饭前或饭时喝汤，不宜饭后喝汤。如果还觉得很饿的话，可以在蔬菜汤里放些饱腹感强的食材，比如土豆、山芋、山药，但每次只能吃半拳头的量。

富含膳食纤维的植物性汤品食材任意选

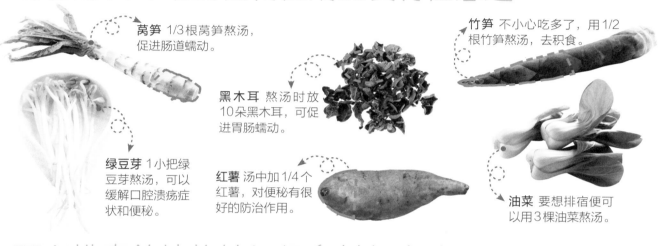

莴笋 1/3根莴笋熬汤，促进肠道蠕动。

黑木耳 熬汤时放10朵黑木耳，可促进胃肠蠕动。

竹笋 不小心吃多了，用1/2根竹笋熬汤，去积食。

绿豆芽 1小把绿豆芽熬汤，可以缓解口腔溃疡症状和便秘。

红薯 汤中加1/4个红薯，对便秘有很好的防治作用。

油菜 要想排宿便可以用3棵油菜熬汤。

可以排毒的植物性汤品食材任意选

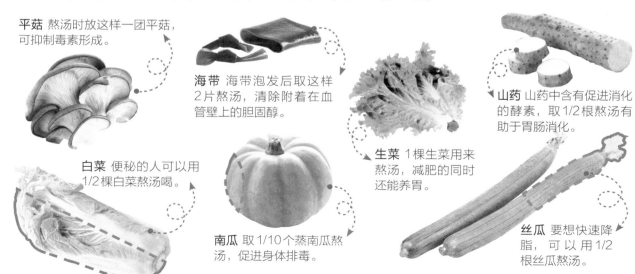

平菇 熬汤时放这样一团平菇，可抑制毒素形成。

海带 海带泡发后取这样2片熬汤，清除附着在血管壁上的胆固醇。

山药 山药中含有促进消化的酵素，取1/2根熬汤有助于胃肠消化。

白菜 便秘的人可以用1/2棵白菜熬汤喝。

生菜 1棵生菜用来熬汤，减肥的同时还能养胃。

南瓜 取1/10个蒸南瓜熬汤，促进身体排毒。

丝瓜 要想快速降脂，可以用1/2根丝瓜熬汤。

营养师五星推荐配餐 I

| 505 kJ | 20 min | 早上 |

1侧面拳头绿豆芽
≈25克≈19千焦
1拳头绿豆芽
≈50克≈38千焦
1手掌绿豆芽
≈100克≈76千焦

绿豆芽含有丰富的膳食纤维和维生素C，而且绿豆发芽为绿豆芽后，淀粉、蛋白质含量变少了，矿物质、维生素却增多了，是一种性价比很高的减肥食品。绿豆芽还含有丰富的核黄素和膳食纤维，可以缓解口腔溃疡和便秘，经常出现口腔溃疡的人群平时不妨多吃一些。

绿豆芽海带汤

1.取绿豆芽、海带丝共约1拳头，清洗干净;海带丝入开水中煮2分钟，捞出过凉水备用。

2.锅内淋3~5滴植物油，用小刷子或厨房纸巾将植物油均匀地涂在锅壁上，加入绿豆芽、海带丝翻炒片刻，关火。

3.炒过的食材入锅，再加适量水煮15分钟，加盐调味。

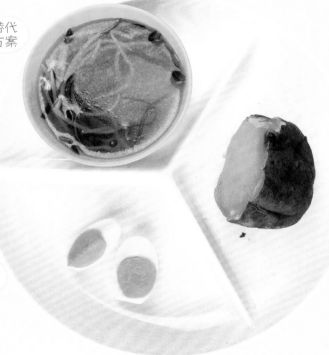

绿豆芽海带汤1碗
热量: 110千焦

替代方案

生菜黑木耳汤1碗
莴笋平菇汤1碗

蒸红薯约1拳头
热量: 245千焦

替代方案

玉米窝头1/2个
煮玉米1/2根

煮鸡蛋1/2个
热量: 150千焦

替代方案

卤鹌鹑蛋3个
蒸鸡蛋1/2碗

营养师五星推荐配餐2

南瓜是很常见的减肥食材，主要是因为它含有丰富的水溶性膳食纤维，可以吸附肠道中的有害物质，并帮助排便。此外，它的热量低，属于血糖生成指数低的食材，可以取代米饭，能够加强减肥效果。

1侧面拳头南瓜
≈25克≈23千焦
1拳头南瓜
≈50克≈46千焦
1手掌南瓜
≈100克≈92千焦

南瓜羹

1.将南瓜洗净，去皮去子，切成小块备用。

2.锅中倒入适量水，大火烧开，将南瓜块放入锅中，继续大火煮。

3.煮开后，改小火煮20分钟即可。南瓜本身有甜味，所以食用时不用再调味。

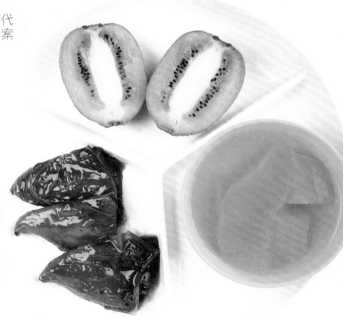

狝猴桃1个
热量：290千焦

替代方案

杜果1/2个
雪梨1/2个

虎皮青椒约1手掌
热量：150千焦

无需加油，加热至失水再调味即可

最佳吃法

清炒菜花约1手掌
凉拌苦瓜约1手掌

替代方案

南瓜羹1碗
（南瓜约1拳头）

热量：46千焦

替代方案

山药羹1碗
红薯羹1碗

果醋轻断食：
喝对了，瘦身又精神

尝试者：樊小姐，25岁，学生族，身高162厘米，经过果醋轻断食1个月后，体重65.8千克→57.5千克，体脂百分数31.2%→26.0%。

体验日记：平时早饭吃得就不多，所以第1天早饭没有吃不饱的感觉。接近中午有些饿，喝了两大杯水。到了中午，细嚼慢咽地吃了第2顿，只吃到七分饱。下午四五点钟最难熬，继续喝水填充肚子，晚饭我选择在晚上7点吃，害怕晚上饿，到了晚上11点确实有那么点饿，我的解决方案就是睡觉。第2天早上起来就大便去了，对于便秘的我来说，简直就是奇迹，太开心了！第2天没有像第1天那样老是饿了，连续坚持了1个月，便秘没那么严重了，而且也不像以前那样熬夜了。

适宜人群：易疲劳、高血脂、胆结石的人群适宜采用，可消除疲劳，降低胆固醇，预防结石。

不宜人群：胃酸分泌过多、痛风、血糖高的人群慎用。

最宜使用时间：每天早餐、晚餐，周末轻断食。

体验日记	轻断食前	轻断食后
体重（千克）	65.8（高标准）	57.5（正常↓）
BMI（千克/米²）	25.0（高标准）	21.9（正常↓）
体脂含量（千克）	20.5（高标准）	15.0（标准↓）
体脂百分数（%）	31.2（高标准）	26.0（标准↓）
基础代谢（千焦）	5104	5138（↑）

尝试者前后对比
（来自网友提供）

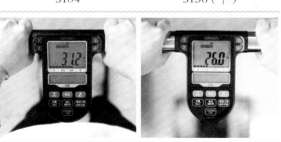

第1天

早 第1顿
果醋1杯、杂粮吐司1片、炒蔬菜约1拳头

中 第2顿
粥1/2碗、小肉圆4个、水煮蔬菜约1拳头

晚 第3顿
果醋1杯、水果约1拳头

第2天

早 第1顿
果醋1杯、三明治1块

中 第2顿
米饭1/2碗、果醋1杯、对虾4只

晚 第3顿
果醋1杯、低脂无糖酸奶1杯

● 正确选果醋，又瘦又健康

选购果醋时，要看外包装，判断它是原液醋还是已稀释过的果醋饮料，前者需要稀释，后者可直接饮用。饮用果醋时，要看营养标签，根据每100毫升所含的热量计算，每次取200千焦左右饮用。果醋也可以自制，选择低热量、促消化的水果发酵。

美容养颜果醋食材任意选

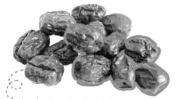

红枣 6颗红枣制成果醋，减肥同时补气血。

金橘 金橘有美颜减肥、消除疲劳的功效，制作果醋时可以放2颗。

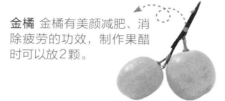

樱桃 长期使用电脑的人在果醋中加入5颗樱桃，可保护视力。

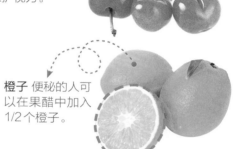

柠檬 果醋中加入1/2个柠檬，让你精神焕发。

葡萄 制作果醋时放5颗葡萄，帮助保护皮肤。

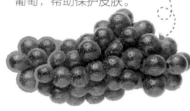

橙子 便秘的人可以在果醋中加入1/2个橙子。

排毒促消化果醋食材任意选

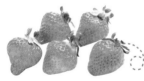

草莓 果醋中加入5个鲜草莓，燃脂效果最佳。

苹果 苹果醋可以促进新陈代谢，制作时加入1/2个苹果。

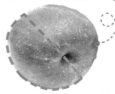

梅子 制作果醋时放7颗梅子，排毒效果好。

菠萝 水肿的人可以在果醋中加入1/4个菠萝。

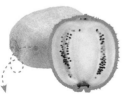

猕猴桃 要想补充维生素，可在果醋中加入1/2个猕猴桃。

香蕉 香蕉的减肥效果显著，可在果醋中加1/2根。

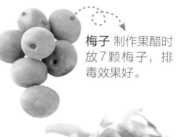

火龙果 在果醋中加入1/4个火龙果，有润滑肠道的功效。

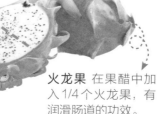

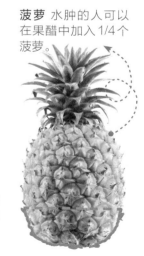

营养师五星推荐配餐 I

722 kJ　25 min　早上

1/4 根丝瓜
≈ 50 克 ≈ 45 千焦
1/2 根丝瓜
≈ 100 克 ≈ 90 千焦
1 根丝瓜
≈ 200 克 ≈ 180 千焦

苹果很常见,功效却不少。它热量中等,含有大量果胶使人有饱腹感,且能保证肠道健康,降低体内胆固醇含量;苹果酸可稳定血糖,预防肥胖;苹果所含的维生素C,能保持皮肤细嫩红润,美肤、靓肤。

苹果醋

1.准备4~5个苹果,1瓶白醋,100克冰糖(可做出500~800毫升苹果醋);将苹果洗净去核,切成约1厘米厚的片。

2.将苹果片整齐地码进玻璃瓶中,放入冰糖、白醋,瓶口封上一层保鲜膜,瓶盖拧紧,瓶子放置在阴凉处,静置浸泡3个月。

3.做好的苹果醋开封后,要用细纱布过滤一下,再加水稀释后才能饮用。

杂粮吐司 1 片
（切成 2 半）
热量: 297 千焦

杂粮粥 1/2 碗
蒸红薯 1/2 个

替代
方案

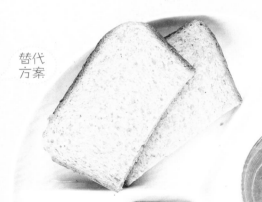

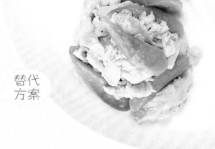

丝瓜滑蛋约 1 拳头
热量: 300 千焦

番茄炒鸡蛋约 1 拳头
韭菜炒鸡蛋约 1 拳头

替代
方案

苹果醋 1 杯
热量: 125 千焦

最佳
吃法

苹果醋原液与水
的比例为 1 : 2

菠萝醋 1 杯
葡萄醋 1 杯

替代
方案

营养师五星推荐配餐2

725 kJ | 30 min | 中午

2只盐水对虾
≈25克≈98千焦
4只盐水对虾
≈50克≈196千焦
8只盐水对虾
≈100克≈392千焦

荞麦含有丰富的维生素E和可溶性膳食纤维,其中的镁能促进人体纤维蛋白溶解,使血管扩张,加速机体新陈代谢,也有利于降低血清胆固醇。荞麦含有的烟酸成分能促进机体的新陈代谢,增强解毒能力,还具有扩张小血管和降低血液胆固醇的作用。选荞麦做主食时,可搭配虾、鱼等,口味较佳。

盐水对虾

1.对虾处理好,洗净;葱切段;生姜切片。

2.将对虾放入锅中,倒入凉水,水量要漫过对虾,以免煮干,加葱段、生姜片大火煮。

3.开锅后加少许盐调味,焖1~2分钟即可(为了保留对虾的营养成分,焖的时间不宜过长)。

盐水对虾4只
热量: 196千焦

蒜蓉蒸扇贝3个
清蒸带鱼3块

替代方案

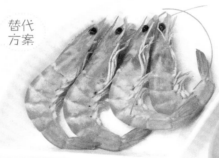

红枣醋1杯
热量: 209千焦

不可空腹喝果醋,以免伤害胃黏膜

香蕉醋1杯
樱桃醋1杯

替代方案

最佳吃法

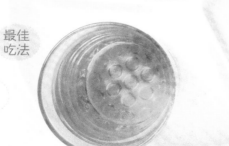

荞麦饭1/2碗
热量: 320千焦

荞麦面条1/2碗

替代方案

生姜红茶轻断食：
祛湿暖体，不怕冷

尝试者：徐小姐，27岁，上班族，身高156厘米，经过生姜红茶轻断食1个月后，体重50.5千克→46.8千克，体脂百分数32.4%→26.4%。

体验日记：我看起来不胖，体重也正常，就是体脂高，肚子上的肉比较多。周末第1天轻断食，早上喝了1杯生姜红茶，吃了半个番茄、半个馒头。生姜红茶喝完暖暖的。中饭是5片牛肉、生姜红茶、半个番茄。下午还跳了1小时的舞，出去走了2小时。怕低血糖，吃了根香蕉。晚上就喝了杯牛奶。第2天安排差不多。第1天轻断食后没有正常上厕所，第2天后就正常了。复食第1天没觉得很想吃东西，吃很少就能饱。感觉不难熬，就坚持了1个月，体重没太变，不过想减的体脂降了，真是太好了！

适宜人群：脾胃虚寒的人群适宜采用，可以生津润燥。

不宜人群：易上火、失眠的人群慎用。

最宜使用时间：每天早餐、中餐，周末轻断食。

体验日记	轻断食前	轻断食后
体重（千克）	50.5（正常）	46.8（正常↓）
BMI（千克／米²）	20.8（正常）	19.0（正常↓）
体脂含量（千克）	16.4（正常）	12.3（正常）
体脂百分数（%）	32.4（高标准）	26.4（标准↓）
基础代谢（千焦）	4515	4619（↑）

尝试者前后对比
（来自网友提供）

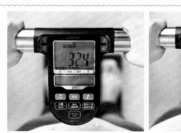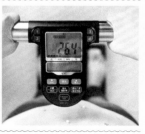

第1天

🌅 第1顿
生姜红茶1杯（200毫升）、面食约1拳头、凉拌蔬菜约1手掌

☀ 第2顿
生姜红茶1杯（200毫升）、牛排1/4块、蔬菜沙拉约1拳头

🌙 第3顿
低脂牛奶1杯（200毫升）

第2天

🌅 第1顿
生姜红茶1杯（200毫升）、小汤圆6个、煮鸡蛋1/2个

☀ 第2顿
生姜红茶1杯（200毫升）、素汉堡1/2个、水果约1拳头

🌙 第3顿
无糖豆浆1杯（200毫升）

牛奶轻断食：
脱掉脂肪，补充蛋白

尝试者：张小姐，28岁，自由职业，身高162厘米，经过牛奶轻断食1个月后，体重67.5千克→64.6千克，体脂百分数37.2%→33.2%。

体验日记：第1天其实还好，低脂牛奶不太好喝。早上可以吃饱，中午吃完到下午3点就饿了，一直喝水。难熬的是第2天晚上，经过前一天的轻断食，这个时候已经非常饿了，在脑子里把想吃的列一个长长的清单。复食第1天，按平时吃饭的量来吃，居然吃撑了。第2周饥饿感比较明显，第2天还是难熬。但随着次数的增多，轻断食越来越容易，体脂秤体脂数值变化也给我更多安慰和信心，身体变得逐渐适应轻断食。我觉得如果轻断食能成为一个习惯，对身体是个很好的清理。

适宜人群：无乳糖不耐受的人群适宜采用，可以补钙。

不宜人群：乳糖不耐受的人群慎用。

最宜使用时间：每天早餐、晚餐，周末轻断食。

体验日记	轻断食前	轻断食后
体重（千克）	67.5（高标准）	64.6（高标准↓）
BMI（千克／米²）	25.7（高标准）	24.6（高标准↓）
体脂含量（千克）	25.1（高标准）	21.4（高标准↓）
体脂百分数（%）	37.2（高标准）	33.2（高标准↓）
基础代谢（千焦）	5305	5548（↑）

尝试者前后对比
（来自网友提供）

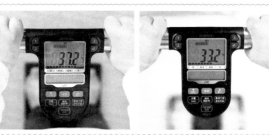

第1天

🌅 **第1顿**
低脂牛奶1杯（200毫升）、蒸红薯约1拳头、凉拌蔬菜约1拳头

☀ **第2顿**
饺子6个、炒蔬菜约1拳头

🌙 **第3顿**
低脂牛奶1杯（200毫升）、水果1个、煮鸡蛋1个

第2天

🌅 **第1顿**
低脂牛奶1杯（200毫升）、面包1片、猕猴桃1个

☀ **第2顿**
低脂牛奶1杯（200毫升）、三明治1个、蔬菜汤1碗

🌙 **第3顿**
低脂牛奶1杯（200毫升）、水果1个

椰子油轻断食：
吃对椰子油，润肠促代谢

尝试者：王先生,46岁,上班族,身高179厘米,经过椰子油轻断食1个月后,体重99.0千克→93.2千克,体脂百分数35.2%→34.5%。

体验日记：正常饮食到周末开始尝试轻断食。第1周的第1天,早上吃完还好,椰子油清香润滑。到了下午2点感到很饿。吃了个苹果好多了。晚上大小便量多起来。第2天饥饿感减轻,大小便量恢复正常。因为担心缺维生素,两天各吃了1片维生素补充剂。

第2周第1天,早上吃完还好,到了下午2点依旧感到很饿。下午加餐2勺芝麻核桃粉,感觉好多了。晚上身上有瘙痒的感觉,有抓破皮现象,不知道是不是排毒的征兆。坚持了1个月,体重和体脂都有所下降。

适宜人群：25~50岁、无高血脂的人群适宜采用,可以润滑肠胃,排宿便。

不宜人群：血脂高、慢性腹泻的人群慎用。

最宜使用时间：每天早餐、晚餐,周末轻断食。

体验日记	轻断食前	轻断食后
体重（千克）	99.0（高标准）	93.2（高标准↓）
BMI（千克／米²）	30.7（高标准）	28.9（高标准↓）
体脂百分数（％）	35.2（高标准）	34.5（高标准↓）
腰臀脂肪比率（％）	0.94（高标准）	0.90（高标准↓）
基础代谢（千焦）	7067	7586（↑）

尝试者前后对比（来自作者 2015 年数据）

体脂百分数(%)	低标准	正常	高标准			正常范围
轻断食前	0 5 10 15	20 25	30 35	40	45 50 **35.2**	10.0~20.0
轻断食后	0 5 10 15	20 25	30 35	40	45 50 **34.5**	10.0~20.0

第1天

🌅 第1顿
椰子油1勺、果蔬汁1杯、蒸南瓜约1拳头

🌤 第2顿
粥1/2碗、鱼肉2块、凉拌蔬菜约1拳头

🌙 第3顿
椰子油1勺、果蔬汁1杯

第2天

🌅 第1顿
椰子油1勺、果蔬汁1杯

🌤 第2顿
煮鸡蛋1个、水果1个、脱脂牛奶1杯（200毫升）

🌙 第3顿
椰子油1勺、炒蔬菜约1拳头、水果约1拳头

蜂蜜轻断食：
天然蜂蜜，淡饮瘦身

尝试者：杨小姐，29岁，上班族，身高165厘米，经过蜂蜜轻断食1个月后，体重59.1千克→58.0千克，体脂百分数30.4%→28.9%。

体验日记：作为烘焙爱好者，体重半年猛增十多斤，抱着"不再胖下去就好"的心态开始轻断食，没想到竟然真的瘦了，尤其基础代谢的提升，更是让人信心满满，实际上，除了第1次轻断食时略有折磨，每周轻断食时都是身体的一次享受。能感觉到肠胃在愉快地排毒，精神头也非常好，最重要的是，困扰我很久的失眠症状，在轻断食期间竟然完全消失了。睡眠质量好到没话说，一夜睡到天亮，醒来后神清气爽，这真是意外的惊喜。准备继续坚持下去，并且减少每天的甜点加餐，相信不久之后自己一定会成为"吃不胖星人"。

适宜人群：便秘的人群适宜采用，可以润肠通便。

不宜人群：血糖高者慎用。

最宜使用时间：每天早餐、晚餐，周末轻断食。

体验日记	轻断食前	轻断食后
体重（千克）	59.1（正常）	58.0（正常↓）
BMI（千克／米²）	21.7（正常）	21.3（正常↓）
体脂含量（千克）	18.0（高标准）	16.7（标准↓）
体脂百分数（%）	30.4（高标准）	28.9（标准↓）
基础代谢（千焦）	5175	5297（↑）

尝试者前后对比
（来自网友提供）

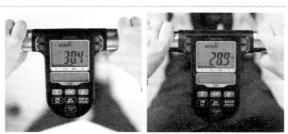

第1天

🌅 **第1顿**
蜂蜜水1杯（蜂蜜2勺）、卤鹌鹑蛋3个、蔬菜汤1碗

🕐 **第2顿**
土豆泥约1拳头、鸡脯肉4片、蔬菜汤1碗

🌙 **第3顿**
蜂蜜水1杯（蜂蜜2勺）、炒蔬菜约1拳头、粥1/2碗

第2天

🌅 **第1顿**
蜂蜜水1杯（蜂蜜2勺）、三明治1块

🕐 **第2顿**
粥1/2碗、豆干4块、凉拌蔬菜约1拳头

🌙 **第3顿**
蜂蜜水1杯（蜂蜜2勺）、煮玉米1/2根、炒蔬菜约1拳头

营养师五星推荐配餐I

297 kJ | 15 min | 早上

生姜、红茶都能促进人体新陈代谢,迅速消耗体内热量,达到减肥的效果。生姜还有助于排便,能改善手脚冰冷的状况。生姜与红茶都属于热性食物,合理饮用有益健康,但不宜过量,否则容易出现燥热上火的现象。

1侧面拳头白萝卜丝
≈25克≈24千焦
1拳头白萝卜丝
≈50克≈47千焦
1手掌白萝卜丝
≈100克≈94千焦

生姜红茶

1.取生姜3片,红茶1包,放入茶杯中。

2.将开水倒入杯中,盖上杯盖,待5分钟后即可饮用。

3.血糖正常的人,可以放1勺红糖或者蜂蜜,改善茶的口感。

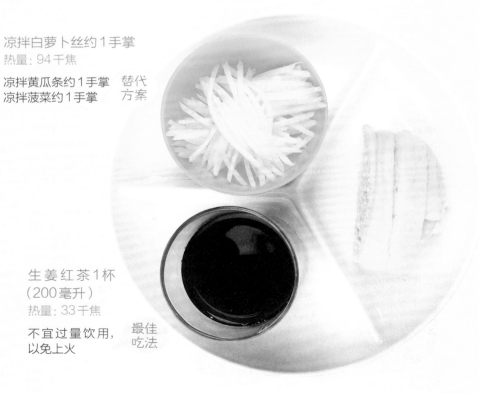

凉拌白萝卜丝约1手掌
热量:94千焦

凉拌黄瓜条约1手掌　替代
凉拌菠菜约1手掌　　方案

素花卷1/2个(约1拳头)
热量:170千焦
　　　　替代
烤馒头1/2个　　方案
玉米窝头1/2个

生姜红茶1杯
(200毫升)
热量:33千焦

不宜过量饮用,　最佳
以免上火　　吃法

营养师五星推荐配餐2

434 kJ | 10 min | 中午

2个草莓
≈50克≈67千焦
4个草莓
≈100克≈134千焦
6个草莓
≈150克≈201千焦

草莓含多种有机酸和果胶类物质,能帮助消化,促进肠胃蠕动,有排毒作用。它所含的鞣酸,可阻止机体对致癌物质的吸收。其中含有果糖、柠檬酸、胡萝卜素等物质,女性常吃草莓,对皮肤有保健作用。中餐吃完素汉堡,再吃几颗草莓,瘦身又美味。

素汉堡

1.取生菜1棵,番茄、甜椒各1个,洗净切片。
2.将1片全麦面包放好,依次放上1片生菜叶、1片番茄、2片甜椒、适量酸黄瓜(西餐)和另1片全麦面包,手掌轻压,使食物贴合得更紧即可。
3.做好的素汉堡切开后,取1/2食用。

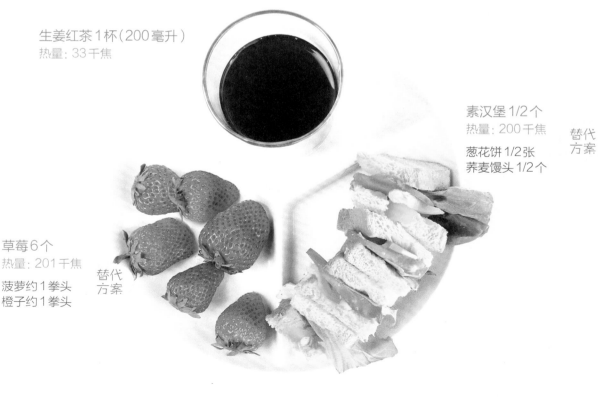

生姜红茶1杯(200毫升)
热量:33千焦

素汉堡1/2个
热量:200千焦

替代方案

葱花饼1/2张
荞麦馒头1/2个

草莓6个
热量:201千焦

替代方案

菠萝约1拳头
橙子约1拳头

营养师五星推荐配餐3

黄瓜是夏季开胃、减肥佳品。黄瓜中含有丰富的维生素C、维生素A、膳食纤维和钙、磷、镁等，具有减肥强体、清热利水、解毒消肿、健脑安神的作用。经常食用黄瓜还有美白、润肤、祛皱的功效。

凉拌蒜泥黄瓜

1. 取黄瓜1根，洗净，切条。
2. 取蒜2瓣，切成泥。
3. 黄瓜条上撒盐，加醋、芝麻油、蒜泥拌匀即可。

1侧面拳头红薯
≈25克≈122.5千焦
1拳头红薯
≈50克≈245千焦
1手掌红薯
≈100克≈490千焦

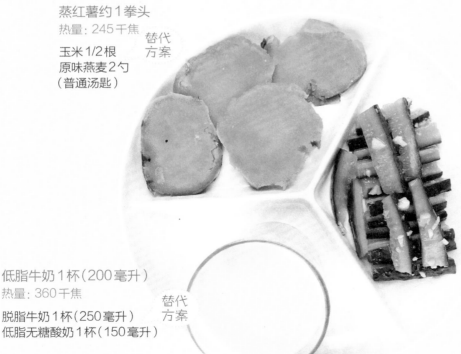

蒸红薯约1拳头
热量：245千焦

玉米1/2根　替代方案
原味燕麦2勺
（普通汤匙）

凉拌蒜泥黄瓜约1拳头
热量：46千焦

凉拌菠菜约1拳头　替代方案
清炒笋丝约1拳头

低脂牛奶1杯（200毫升）
热量：360千焦

脱脂牛奶1杯（250毫升）　替代方案
低脂无糖酸奶1杯（150毫升）

营养师五星推荐配餐4

756 kJ | 20 min | 中午

生菜的营养价值很高，但热量很低，维生素E及钾、钠的含量都比白菜高，非常适合减肥期间食用。生菜还含有甘露醇、干扰素诱生剂等有效成分，可促进血液循环，利尿，提高人体免疫力。需要注意的是，生菜膳食纤维多，叶片薄、质细，适合生吃和熬汤。

1/4 个番茄
≈50克≈42千焦
1/2 个番茄
≈100克≈85千焦
1 个番茄
≈200克≈170千焦

鸡蛋生菜三明治

1.取1片杂粮吐司，按照对角线切成2片三角形吐司。

2.煮1个鸡蛋，剥壳后切成厚片；生菜取叶，洗净，沥干水分。

3.将1片三角形吐司放在砧板上，依次放上生菜、鸡蛋厚片和另1片三角形吐司，手掌轻压，使食物贴合得更紧即可。

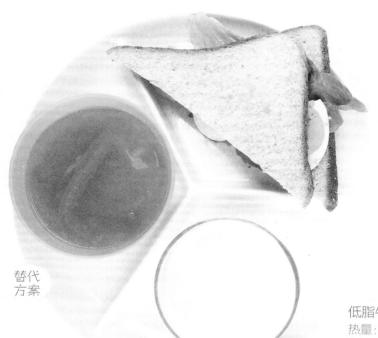

鸡蛋生菜三明治 1/2 块
热量：376千焦

荠菜瘦肉大馄饨3个　　替代方案
韭菜鸡蛋饺子3个

番茄汤 1 碗
热量：20千焦

生菜汤 1 碗　　替代方案
菠菜汤 1 碗

低脂牛奶 1 杯（200毫升）
热量：360千焦

脱脂牛奶 1 杯（250毫升）　　替代方案
低脂无糖酸奶 1 杯（150毫升）

营养师五星推荐配餐5

702 kJ　25 min　早上

1颗葡萄
≈10克≈18千焦
5颗葡萄
≈50克≈90千焦
10颗葡萄
≈100克≈180千焦

葡萄中的糖主要是葡萄糖，能很快地被人体吸收，可快速补充糖分，避免减肥期间低血糖的发生。葡萄果肉含维生素及丰富矿物质，可促进皮肤细胞更新，使皮肤滋润保湿，并能预防血栓形成，降低人体血清胆固醇水平。

葡萄西芹汁

1.取葡萄10颗，洗净（不要去除皮和籽）；西芹1/2根，洗净，切段。

2.葡萄和西芹段放入果汁机，再倒入适量的凉开水搅打成汁，时间为1分钟。建议使用具有快速搅拌功能的果汁机，可保留膳食纤维。

3.搅拌后不必过滤，现做现喝，不要在空气中长时间放置，以防氧化。

蒸南瓜约1拳头
热量：92千焦

凉拌海带丝1盘
炒油菜约1拳头

替代
方案

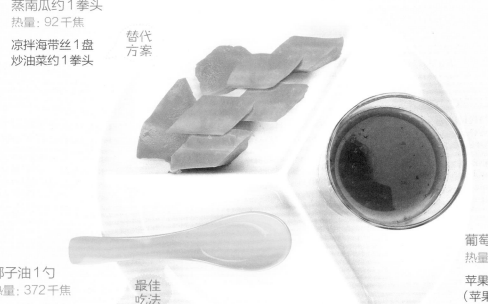

葡萄西芹汁1杯
热量：238千焦

替代
方案

苹果胡萝卜汁1杯
（苹果1/2个、胡萝卜1/3根）
番茄雪梨汁1杯
（雪梨1/2个、番茄1/2个）

椰子油1勺
热量：372千焦

最佳
吃法

椰子油最好在餐前服用

营养师五星推荐配餐6

761 kJ 25 min 晚上

1/4 个橙子
≈50克≈99千焦
1/2 个橙子
≈100克≈198千焦
1 个橙子
≈200克≈396千焦

橙子中含有丰富的维生素C、碳水化合物、膳食纤维、B族维生素,可生津止渴、帮助消化、和胃止痛。1~2个橙子所含维生素C,基本可以满足1个成年人1天的维生素C需求,轻断食期间食用的话,可避免出现缺乏维生素C的情况。再搭配黑木耳食用,满足对蛋白质的需求。

黑木耳炒鸡蛋

1. 黑木耳泡发洗净,撕成小朵;葱切丝;鸡蛋打散。
2. 油锅烧热,倒入鸡蛋液,翻炒均匀。
3. 放入黑木耳、葱丝和盐炒匀即可。

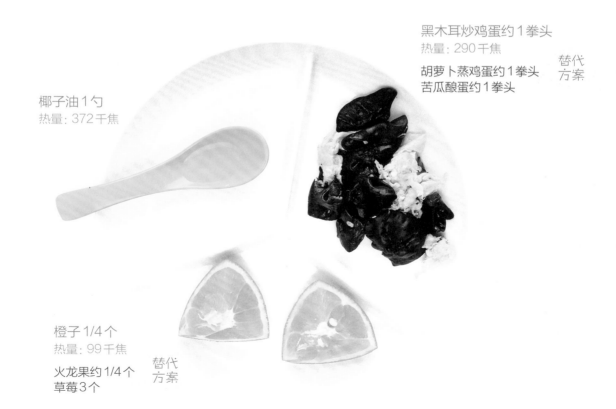

黑木耳炒鸡蛋约1拳头
热量: 290千焦

胡萝卜蒸鸡蛋约1拳头
苦瓜酿蛋约1拳头

替代方案

椰子油1勺
热量: 372千焦

橙子1/4个
热量: 99千焦

火龙果约1/4个
草莓3个

替代方案

107

营养师五星推荐配餐7

471 kJ | 20 min | 早上

1个鹌鹑蛋
≈10克≈67千焦
3个鹌鹑蛋
≈30克≈201千焦
10个鹌鹑蛋
≈100克≈670千焦

竹笋是膳食纤维含量较高的一种蔬菜, 民间有"吃一餐笋刮三天油"的俗语, 说明它的减肥功效很强大。竹笋味道鲜美, 含有丰富的蛋白质、维生素、碳水化合物等成分, 炒食、腌制、做汤皆可。

山药竹笋汤

1.取山药50克, 去皮洗净, 切片;竹笋100克, 洗净切片。
2.锅内加水煮沸, 放入山药片、竹笋片, 小火煮5分钟。
3.加适量盐调味即可。

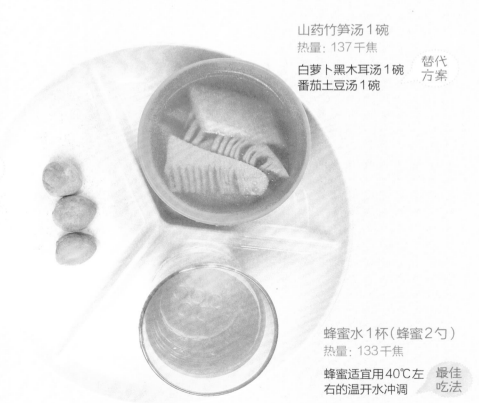

山药竹笋汤1碗
热量: 137千焦

白萝卜黑木耳汤1碗
番茄土豆汤1碗

替代方案

卤鹌鹑蛋3个
热量: 201千焦

煮鸡蛋1/2个
蒸鸡蛋1碗

替代方案

蜂蜜水1杯(蜂蜜2勺)
热量: 133千焦

蜂蜜适宜用40℃左右的温开水冲调

最佳吃法

营养师五星推荐配餐9

531 kJ | 20 min | 晚上

平菇营养丰富，含有18种氨基酸，以及丰富的钙、磷、钾等物质，而且脂肪较少，可滋补强身。而且，平菇的钾和纤维含量较高，对于缓解水肿和便秘有帮助，且水分多、热量低，非常适宜减肥期间食用。

1侧面拳头平菇
≈25克≈25.2千焦
1拳头平菇
≈50克≈50.5千焦
1手掌平菇
≈100克≈101千焦

平菇烧豆腐

1.平菇撕成小朵，焯烫洗净；豆腐切块。

2.锅内淋3~5滴植物油，用小刷子或厨房纸巾将油均匀地涂在锅壁上，放入平菇翻炒，再加入豆腐块，加适量水和盐，大火烧开。

3.转中火烧5分钟，豆腐块不要翻炒，轻推即可，水快要收干时，加入酱油调味即可出锅。

平菇烧豆腐1盘
（豆腐1/2块、平菇约1拳头）
热量：210千焦

百叶炒芹菜1盘
（百叶1/2张、芹菜约1拳头）
香干拌菠菜1盘
（香干4块、菠菜约1拳头）

替代方案

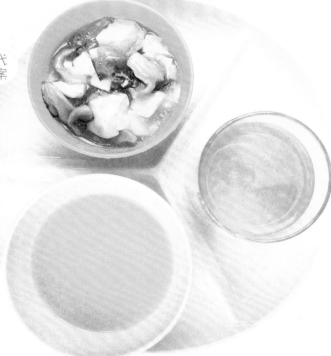

蜂蜜水1杯
（蜂蜜2勺）
热量：133千焦

玉米糊1/2碗
（玉米面净重13克）
热量：188千焦

替代方案

小米粥1/2碗
燕麦粥1/2碗

熬夜族轻断食晚餐推荐方案

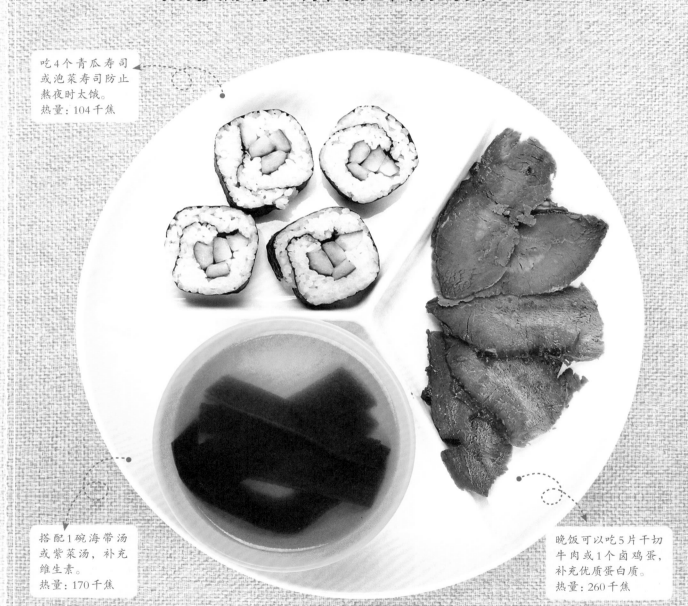

吃4个青瓜寿司
或泡菜寿司防止
熬夜时太饿。
热量：104千焦

搭配1碗海带汤
或紫菜汤，补充
维生素。
热量：170千焦

晚饭可以吃5片干切
牛肉或1个卤鸡蛋，
补充优质蛋白质。
热量：260千焦

第五章

不同人群的
轻断食降体脂方案

6种人群，不同的生活方式，遭遇的不同减肥
难题，营养师帮你一一攻克，为你量身打造
轻断食方案。

减肥学生族：
不运动也能瘦

"以瘦为美"的时代，人人都喊着要减肥，它似乎也成了学生的一门"必修课"。下面两种情况可以通过轻断食来减肥。

一种是体型肥胖的中小学生，他们大多先天肥胖，再加上后天营养过剩，往往运动困难、睡觉时呼吸困难。这样的情况，家长一定要帮助孩子减肥。

另一种多是高中生、大学生，他们长期学习、不锻炼身体，加上吃得太过营养，导致肚子肉多、腿有点粗等。渐渐不满意自己的身材，也开始尝试减肥。

学生如果饮食不合理、逃避体育锻炼，不但会影响体型，也会提高成年后发生糖尿病、高血压、肥胖、冠心病的概率。

为了不影响生长发育和学习效率，学生族想要轻断食可以尝试 5 ∶ 2 的轻断食法，在休息日进行轻断食，上学期间正常饮食。

适宜人群：体型肥胖、运动量较少的学生。

轻断食周期推荐：周一至周五正常饮食，周六、周日轻断食。

尝试者：张同学，20 岁，学生族，身高 163 厘米，轻断食 1 个月

体验日记	轻断食前	轻断食后
体重（千克）	88.2（高标准）	80.1（高标准↓）
BMI（千克／米²）	33.2（高标准）	30.1（高标准↓）
体脂百分数（%）	37.4（高标准）	36.1（高标准↓）
腰臀脂肪比率（%）	1.01（高标准）	0.99（高标准↓）
基础代谢（千焦）	6171	6535（↑）

尝试者前后对比（来自作者 2014 年数据）

体脂百分数(%)	低标准	正常	高标准					正常范围
轻断食前	0 5 10	15 20 25	30 35 40	45 50			37.4	10.0~20.0
轻断食后	0 5 10	15 20 25	30 35 40	45 50			36.1	10.0~20.0

第 1 天

🌅 第1顿
杂粮三明治1份（杂粮吐司1片、番茄1片、生菜叶1片、煮鸡蛋1/2个）、无糖豆浆1杯（300毫升）

🕐 第2顿
蒸红薯约1拳头、冬瓜海带鱼圆汤1碗、凉拌蔬菜约1拳头

🌙 第3顿
杂粮粥1/2碗、煎龙利鱼1块、（约1拳头）

第 2 天

🌅 第1顿
低脂牛奶1杯（200毫升）、菜包1个、煮鸡蛋1个

🕐 第2顿
杂粮饭1小碗、卤瘦肉5片、炒蔬菜约1拳头

🌙 第3顿
意大利面约1拳头、牛排1/4块、拌蔬菜约1拳头

营养师五星推荐配餐

冬瓜富含钙、磷、铁及多种维生素。与其他瓜果不同的是,它不含脂肪,并且钠含量极低,有利尿、排湿的功效,很适合减肥的人吃。此外,冬瓜还含有丙醇二酸,这种物质能有效地抑制碳水化合物转化为脂肪,常吃可以防止发胖,增加肌肉。

1侧面拳头冬瓜
≈25克≈12千焦
1拳头冬瓜
≈50克≈23千焦
1手掌冬瓜
≈100克≈46千焦

冬瓜海带鱼圆汤

1.取冬瓜50克,洗净,切片;海带泡发洗净,切片;手工鱼肉圆5个,对半切开。

2.锅中水加2碗,倒入冬瓜片,煮开。再倒入鱼肉圆、6片海带,煮熟。

3.加盐、白胡椒粉调味即可。

蒸红薯约1拳头
热量: 208千焦

蒸紫薯约1拳头
土豆泥1/2碗

替代方案

冬瓜海带鱼圆汤1碗
热量: 485千焦

番茄肉丸汤1碗
青菜豆腐汤1碗

替代方案

凉拌卷心菜约1拳头
热量: 25千焦

凉拌莴笋约1拳头
凉拌绿豆芽约1拳头

替代方案

熬夜族：
吃不胖的夜宵

熬夜的人分两种：一种深夜经常加班，过度用脑；另一种夜间娱乐活动较多，往往很晚了还在与朋友聚会。

我常常听见身边的朋友抱怨"我加班这么辛苦，怎么就没瘦下来呢"？熬夜确实是一种耗损，在熬夜的过程中，身体中的营养在流失，然后我们就会产生一种"会瘦下来"的错觉。

但熬夜族最容易出现的问题是热量过剩，以及维生素和矿物质缺乏。夜宵基本上都是高热量、高脂肪、高糖的食物，比如黄油曲奇、巧克力、薯条、炸鸡、烧烤、坚果、啤酒、膨化食品，吃了这些食物，加上久坐不动，脂肪就会堆积，人反而会变胖。

不管你是因为什么熬夜，都要尽快调整，让身体好好休息。实在不能避免吃夜宵，可以选择富含优质蛋白、水分、膳食纤维、维生素和矿物质，低脂肪的食物，如豆浆、内酯豆腐、白豆腐干等豆制品，黄瓜、番茄、生菜、彩椒、胡萝卜等蔬菜，苹果、橙子、火龙果、柚子、猕猴桃等水果，低脂／脱脂牛奶、低脂无糖酸奶、低脂奶酪等奶制品。

以上这些食物在夜宵中可以适当搭配选择，既能补充蛋白质、膳食纤维、维生素和矿物质，还能增加饱腹感，同时也不会摄入过多的热量而发胖。

适宜人群：熬夜的上班族，熬夜玩游戏、上网、外出娱乐的人群（超过11点仍不睡觉）。

轻断食周期推荐：每天晚餐轻断食，加1餐低热量夜宵。

尝试者：段先生，25岁，上班族，身高168厘米，轻断食1个月

体验日记	轻断食前	轻断食后
体重（千克）	80.5（高标准）	77.9（高标准↓）
BMI（千克／米²）	28.5（高标准）	27.6（高标准↓）
体脂百分数（%）	30.3（高标准）	26.3（高标准↓）
腰臀脂肪比率（%）	0.95（高标准）	0.93（高标准↓）
基础代谢（千焦）	6619	6736（↑）

尝试者前后对比
（来自网友提供）

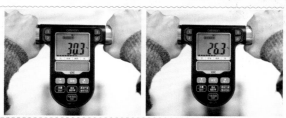

熬夜族

🌙 **晚餐1**
青瓜寿司（小卷）4个、干切牛肉5片、海带汤1碗

🕛 **夜宵1**（12点左右）
卤干张3片（长宽5厘米）、蔬果沙拉1份（无沙拉酱）

🌙 **晚餐2**
米饭1/2碗、蒸嫩蛋羹1/2个、凉拌蔬菜约1拳头

🕛 **夜宵2**（12点左右）
五谷豆浆1杯、蔬果沙拉1份（无沙拉酱）

营养师五星推荐配餐

| 534 kJ | 20 min | 晚上 |

1侧面拳头牛肉
≈25克≈131千焦
1拳头牛肉
≈50克≈263千焦
1手掌牛肉
≈100克≈525千焦

牛肉是优良的高蛋白食品,牛肉蛋白质所含的必需氨基酸较多,也更容易被人体吸收。另外,和其他的肉类相比,牛肉所含的脂肪和胆固醇都比较低。在轻断食期间,要是特别想吃肉了,牛肉是个不错的选择。可与寿司一起食用。

青瓜寿司

1.刚煮熟的米饭趁热拌入适量盐、醋调味,摊开米饭,晾凉;青瓜(黄瓜)洗净,竖着切成4长条,长度与紫菜相同。
2.紫菜铺在寿司席上,铺上厚约1厘米的米饭,不要铺满,两端分别留下约2厘米。在米饭的一端涂上酸乳酪,放上青瓜条。
3.卷起寿司席,把紫菜卷成寿司,压实,切成段即可。

青瓜寿司(小卷)4个
热量: 104千焦

腌萝卜寿司(小卷)4个   替代
泡菜寿司(小卷)4个   方案

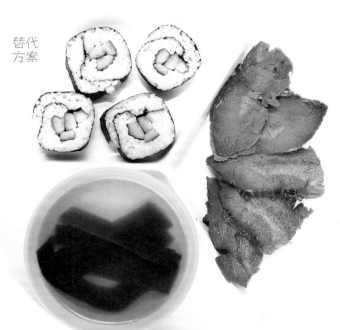

干切牛肉5片
热量: 260千焦

卤鸡蛋1个   替代
卤猪肝5片   方案

海带汤1碗
热量: 170千焦

紫菜汤1碗   替代
冬瓜汤1碗   方案

久坐办公族：
预防慢性病

久坐的办公族中，常有人抱怨"哪都瘦，就是肚子胖"！久坐不动，身体的脂肪就很容易堆积到腰腹部和内脏上，结果，坐着坐着就有了小肚子，还"坐"出了糖尿病、高血压、高血脂，甚至是心脏病。

这些真的只是坐的原因吗？当然不是，久坐办公，脑力劳动不少，压力也不小，大部分人会通过吃来缓解疲劳和压力。下班也不运动，吃进去的热量没有及时消耗，在身体里以脂肪的形式储存起来。时间久了，代谢就会变差，肥肉和疾病也都来了。

久坐的人要经常吃富含膳食纤维的食物，如全谷物、蔬菜、水果等，既可以增加饱腹感、促进肠蠕动，又能缓解便秘、降低胆固醇。再适当地进行一些体育锻炼，增加热量的消耗。

适宜人群：每次坐着办公时间超过2小时，每天坐着办公时间达5小时以上的人群。

轻断食周期推荐：久坐的人一时很难改变方式，最好每天1餐的轻断食，或者周末轻断食。

尝试者：袁女士，43岁，白领，身高159厘米，轻断食1个月

体验日记	轻断食前	轻断食后
体重（千克）	83.8（高标准）	72.9（高标准↓）
BMI（千克／米²）	33.1（高标准）	28.8（高标准↓）
体脂百分数（%）	39.2（高标准）	38.0（高标准↓）
腰臀脂肪比率（%）	0.98（高标准）	0.94（高标准↓）
基础代谢（千焦）	6150	5632（↓）

尝试者前后对比（来自作者2015年数据）

体脂百分数(%)	低标准	正常	高标准	正常范围
轻断食前	8 13 18	23 28	33 38 43 48 53 58 **39.2**	18.0~28.0
轻断食后	8 13 18	23 28	33 38 43 48 53 58 **38.0**	18.0~28.0

第1天

早 第1顿
蒸山芋1拳头、蒸鸡蛋1个、脱脂牛奶1杯（200毫升）

加 加餐 植物酵素1杯

中 第2顿
杂粮粥1/2碗、清蒸鱼1块（约1拳头）、凉拌蔬菜1拳头

加 加餐 酵素1杯

晚 第3顿
无糖豆浆1杯（300毫升）、火龙果1拳头

第2天

早 第1顿
杂粮粥1小碗、煮鸡蛋1个、凉拌蔬菜约1侧面拳头

中 第2顿
煮玉米1/2根、炒蔬菜约1拳头

晚 第3顿
果蔬汁1杯（200~300毫升）、原味燕麦片1勺

营养师五星推荐配餐

522 kJ　35 min　中午

油菜含有丰富的膳食纤维，一方面，能与食物中的胆固醇及甘油三酯结合，并从粪便排出，使身体对脂肪的吸收减少。另一方面，能够促进肠胃的蠕动，缩短粪便在肠腔停留的时间，调整身体的排毒机制，对肌肤也有很大帮助。

1侧面拳头油菜
≈25克≈24千焦
1拳头油菜
≈50克≈48千焦
1手掌油菜
≈100克≈96千焦

凉拌油菜

1. 取油菜一小把，择洗干净。
2. 将油菜放入沸水中煮熟（不要煮得太软，防止营养流失），滤干水分后装盘。
3. 加入适量盐、酱油、生抽，拌匀调味即可。

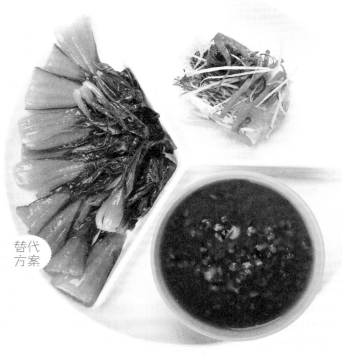

清蒸鲈鱼1块
热量：326千焦

水煮对虾6只
干切牛肉7片
替代方案

凉拌油菜约1拳头
热量：48千焦

凉拌菠菜约1拳头
凉拌金针菇约1拳头
替代方案

杂粮粥1碗
热量：148千焦

红薯粥1碗
绿豆粥1碗
替代方案

117

经常应酬族：选好时机轻断食

经常应酬的人，总是觉得减肥很困难，酒桌上的大鱼大肉，加上酒本身的热量也很高，一顿饭下来，吃进去的热量，远远超过了身体消耗的热量。而且人们在应酬时，心思往往不在吃饭上，边吃饭边说话，吃得是不是合理就更难把握了。

应酬的次数多了，身体会积存过剩的热量，这些热量会转化成脂肪，大部分中青年男性的"啤酒肚"就是这么来的。

当应酬族看到自己的体检报告时，就开始后悔平时的大吃大喝，并抱怨"身不由己"，没机会减肥。其实应酬的前1天和后1天，都是轻断食的好时机。前1天轻断食，提前给肠胃减负，为应酬做准备；后1天轻断食，消耗多余的热量，避免发胖。在这2天里，聪明地选择食物，一样可以瘦。

适宜人群：经常应酬的人。

轻断食周期推荐：对于应酬的人来说，应酬前1天和应酬后1天是轻断食的好时机。

尝试者：严男士，33岁，销售，身高190厘米，轻断食1个月

体验日记	轻断食前	轻断食后
体重（千克）	141.8（高标准）	135.5（高标准↓）
BMI（千克／米²）	39.3（高标准）	37.5（高标准↓）
体脂百分数（%）	32.5（高标准）	29.5（高标准↓）
腰臀脂肪比率（%）	0.93（高标准）	0.92（高标准↓）
基础代谢（千焦）	10200	10175（↓）

尝试者前后对比（来自作者2015年数据）

体脂百分数(%)	低标准	正常	高标准	正常范围
轻断食前	0 5 10	15 20 25	30 35 40 45 50 **32.5**	10.0~20.0
轻断食后	0 5 10	15 20 25	30 35 40 45 50 **29.5**	10.0~20.0

前一天

🔵早 第1顿
杂粮粥1碗、卤鸡蛋1个、水果黄瓜1根

🔵中 第2顿
黑米饭1/2碗、清蒸黄鱼1块（约1拳头）、炒蔬菜约1拳头、蔬菜汤1碗

🔵晚 第3顿
蒸山药1拳头、无糖豆浆1杯（200毫升）、凉拌蔬菜1拳头

后一天

🔵早 第1顿
低脂牛奶1杯（200毫升）、杂粮吐司1片、蔬果沙拉约1拳头

🔵中 第2顿
米饭1/2碗、蒸鸡蛋1个、蔬菜汤1碗

🔵晚 第3顿
果醋1杯（200毫升）、蒸红薯约1拳头、干切牛肉4片

营养师五星推荐配餐

| 496 kJ | 35 min | 中午 |

黑米有着"世界米中之王"以及"黑珍珠"的美誉，含有的硒、钾、镁等元素，能改善脂肪在血管壁上的沉积，营养价值高的同时，还具有减肥的功效。此外，黑米中含有丰富的花青素，有抗氧化作用，常食还可延缓衰老。黑米与鱼类搭配食用，血糖生成指数低。

1 侧面拳头黑米
≈25克≈350千焦
1 拳头黑米
≈50克≈699千焦
1 手掌黑米
≈100克≈1399千焦

清蒸黄鱼

1. 处理好的黄鱼洗净，划两刀，放入盘中；生姜、葱切丝。
2. 生姜丝、葱丝放鱼身上，加盐、料酒、酱油腌制约10分钟。
3. 蒸锅加水，将鱼盘放入锅中，盖锅大火蒸15分钟即可。

绿豆芽汤 1 碗
热量：15千焦

替代方案

菠菜汤 1 碗
萝卜汤 1 碗

清蒸黄鱼 1 块
（约 1 拳头）
热量：172千焦

替代方案

清蒸带鱼 2 块
红烧鳕鱼 4 块

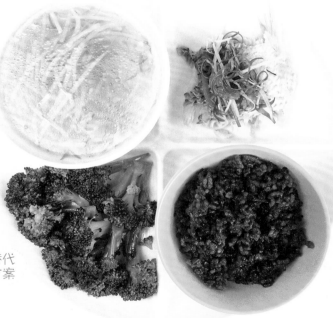

清炒西蓝花约 1 拳头
热量：70千焦

替代方案

手撕包菜约 1 拳头
凉拌海带约 1 拳头

黑米饭 1/2 碗
热量：239千焦

替代方案

糙米饭 1/2 碗
紫米糕约 1 拳头

长期备孕族：
怀得上生得下

很多肥胖的女性，婚后难以怀孕，有些人甚至备孕几年，肚子也没有动静。去医院检查，医生往往会建议先减肥再备孕。难道怀不上宝宝和肥胖也有关系？

答案是肯定的。女性太胖内分泌系统会受影响，月经也会不规律，还会导致女性卵巢、子宫外都被脂肪包围起来，卵子不容易排出，怀孕就变得很困难了。

因肥胖而无法怀孕的女性，不妨改变自己的生活习惯。轻断食就是一种值得长期坚持的生活方式，它不仅会减轻你的体重和体脂，还能及时调节内分泌，促进新陈代谢。身体的大环境好了，怀上宝宝就快了。

轻断食期间，长期备孕的女性可以经常吃大豆类制品、枸杞等富含黄酮类化合物的食物。其中大豆中所含的异黄酮与雌激素类似，被称为"植物雌激素"，有调节内分泌代谢、分泌激素的作用。

适宜人群: 体型超重或肥胖的育龄妇女。

轻断食周期推荐: 根据工作生活安排，可以选择周末轻断食、每天1餐轻断食等方式。

尝试者：孙小姐，27岁，自由职业，身高167厘米，轻断食1个月

体验日记	轻断食前	轻断食后
体重（千克）	97.7（高标准）	90.1（高标准↓）
BMI（千克／米²）	35.0（高标准）	32.3（高标准↓）
体脂百分数（%）	49.3（高标准）	45.6（高标准↓）
腰臀脂肪比率（%）	0.92（高标准）	0.87（高标准↓）
基础代谢（千焦）	6025	5983（↓）

尝试者前后对比（来自作者 2016 年数据）

体脂百分数(%)	低标准	正常	高标准		正常范围
轻断食前	8　13　18	23　28	33　38　43　48	53　58　49.3	18.0~28.0
轻断食后	8　13　18	23　28	33　38　43　48	53　58　45.6	18.0~28.0

第1天

🌅 第1顿
果蔬汁1杯（200~300毫升）、蒸嫩蛋1个、杂粮吐司1片

🕛 第2顿
杂粮饭1/2碗、鸭血烧豆腐1份、凉拌蔬菜约1拳头

🌙 第3顿
虾仁番茄意面1份（熟意面约1拳头、虾仁5个、番茄1个、彩椒1/2个）、紫菜虾皮汤1碗

第2天

🌅 第1顿
低脂牛奶1杯（200毫升）、煮鸡蛋1个、蒸红薯约1拳头

🕛 第2顿
米饭1/2碗、卤猪肝5片、炒蔬菜约1拳头

🌙 第3顿
菜肉馅饺子6个、蔬菜汤1碗

营养师五星推荐配餐

422 kJ | 40 min | 中午

1侧面拳头苦菊
≈25克≈37千焦
1拳头苦菊
≈50克≈74千焦
1手掌苦菊
≈100克≈147千焦

苦菊富含膳食纤维、多种维生素和微量元素，可以为身体提供全面的营养，加强新陈代谢。同时苦菊中的氨基酸种类也十分的齐全，是非常棒的消脂食物，就算搭配热量稍高的菜，如鸭血烧豆腐，也不影响轻断食的效果。轻断食期间，经常吃苦菊绝对是正确的选择。

鸭血烧豆腐

1.鸭血焯烫洗净，去除其中的杂质，切块；豆腐切块；蒜切末。

2.锅内淋3~5滴植物油，用小刷子或厨房纸巾将油均匀地涂在锅壁上，加入鸭血块煎香。

3.加入豆腐块和适量水，煮开锅。加入盐、蒜末调味即可。

鸭血烧豆腐1份
（鸭血、豆腐各1/2拳头）
热量：218千焦

清蒸鱼段约1拳头
白斩鸡（去皮）4块

替代方案

青瓜寿司（小卷）
5个
热量：130千焦

替代方案

五谷粥1/2碗
杂粮饭1/2碗

凉拌苦菊约1拳头
热量：74千焦

凉拌土豆丝约1拳头
凉拌茄子约1拳头

替代方案

外食族：
外卖快餐巧搭配

不少年轻人平时没时间做饭，外卖越来越受欢迎。轻断食期间选择外卖，要注意以下3点。

1.我们平时吃的外卖，各种原料都会使用，要谨慎选择。

推荐的食物：热量相对低，蔬菜的数量多一些，如中式清汤麻辣烫（蔬菜与肉类的比例为3:1）；海派快餐（饭菜口味淡的）；西式沙拉（慎选沙拉酱）；日式寿司、韩式汤羹等。

不推荐的食物：热量相对高，膳食纤维少，如中式盖浇饭；米线和粉丝类食物（蔬菜少得可怜）；西式炸薯条、炸鸡、奶油汤等食物；日式烧烤；韩式烤肉、拉面、年糕和拌饭等。

2.每餐有充足的蔬菜、适量的主食，不选择油煎、油炸、烧烤类的烹调方式。

3.按照汤、蔬菜、肉、饭的顺序吃，外卖也能吃得适宜不超标。

适宜人群：没条件自己做饭、差旅途中及喜欢外卖的人群。

轻断食周期推荐：5:2、3:2、每天一餐轻断食都可以。

尝试者：叶先生，28岁，外企工作，身高182厘米，轻断食1个月

体验日记	轻断食前	轻断食后
体重（千克）	119.4（高标准）	111.1（高标准↓）
BMI（千克/米²）	36.1（高标准）	33.6（高标准↓）
体脂百分数（%）	36.1（高标准）	32.6（高标准↓）
腰臀脂肪比率（%）	0.95（高标准）	0.93（高标准↓）
基础代谢（千焦）	8447	8314（↓）

尝试者前后对比（来自作者2015年数据）

体脂百分数(%)	低标准	正常	高标准	正常范围
轻断食前	0 5 10 15 20 25 30 35 40 45 50 **36.1**			10.0~20.0
轻断食后	0 5 10 15 20 25 30 35 40 45 50 **32.6**			10.0~20.0

第1天
早 第1顿
黑米糕1块、低脂牛奶1杯（200毫升）、圣女果4个
中 第2顿
小米粥1杯、凉拌蔬菜约1拳头、韩式嫩豆腐汤1碗
晚 第3顿
煮玉米1/2根、煮鸡蛋1个、蔬果沙拉1份

第2天
早 第1顿
杂粮煎饼1份（不加油条、油饼）、低脂牛奶1杯（200毫升）
中 第2顿
金枪鱼沙拉1份（金枪鱼肉碎1勺，各种生食蔬菜约1拳头，不加沙拉酱）、煮玉米1/2根
晚 第3顿
意大利面约1拳头、牛排1/4块、凉拌蔬菜约1拳头

营养师五星推荐配餐

● 第1顿

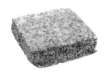

黑米糕 1 块
热量：374 千焦

杂粮土司 1 块   替代
全麦面包 1 块   方案

+

低脂牛奶 1 杯（200 毫升）
热量：360 千焦

低脂无糖酸奶 1 杯（150 毫升）   替代
植物酵素 1 杯（酵素粉 6 克）   方案

+

圣女果 4 个
热量：37 千焦

水果黄瓜 1/2 根   替代
西瓜 1 块（小）   方案

● 第2顿

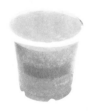

小米粥 1 杯
热量：223 千焦

杂粮粥 1 碗   替代
杂粮饭 1/2 碗   方案

+

凉拌黄瓜约 1 拳头
热量：46 千焦

凉拌豇豆约 1 拳头   替代
凉拌紫甘蓝约 1 拳头 方案

+

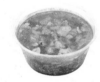

韩式嫩豆腐汤 1 碗
热量：60 千焦

其中的嫩豆腐约 1/2 拳头   最佳
                          吃法
海带汤 1/2 碗
绿豆芽海带汤 1/2 碗   替代
                     方案

● 第3顿

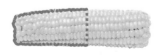

煮玉米 1/2 根
热量：300 千焦

烤红薯 1/2 个   替代
土豆泥约 1 拳头   方案

+

煮鸡蛋 1 个
热量：300 千焦

蒸鸡蛋 1 个   替代
鹌鹑蛋 3 个   方案

+

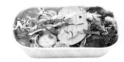

蔬果沙拉 1 份
热量：164 千焦

蔬菜沙拉 1 份   替代
水果沙拉 1 份   方案

久坐办公族轻断食午餐推荐方案

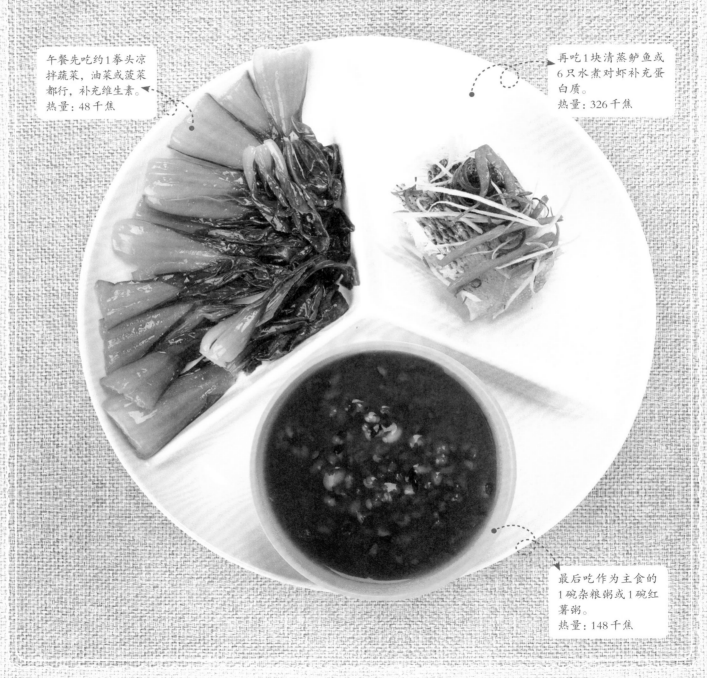

午餐先吃约1拳头凉拌蔬菜，油菜或菠菜都行，补充维生素。
热量：48千焦

再吃1块清蒸鲈鱼或6只水煮对虾补充蛋白质。
热量：326千焦

最后吃作为主食的1碗杂粮粥或1碗红薯粥。
热量：148千焦

第六章
复食对了，
体脂不反弹

轻断食后恢复正常饮食的第1天，你会不会直接恢复了轻断食前的饭量，却吃撑了？营养师告诉你，如何复食才能越吃越瘦！

第1天小心吃撑了

"终于可以多吃点了"！熬过了轻断食的2天，在复食的第1天，很多人发出了这样的感叹。在这一天，有的人敞开了吃，吃得特别多，结果把胃撑坏了。也有人直接恢复了轻断食前的饭量，却也吃撑了。这是为什么呢？

这是因为在轻断食的2天里，吃的食物量、食物种类都受到了很多限制，使胃一直处于七分饱的状态。轻微的饥饿，已经让胃渐渐变小了，这样它才能适应饮食的减少，最终达到少吃的目的。也正因为如此，在恢复正常饮食的第1天，不要吃太多食物，以免胃装不下这么多东西，引起胃胀不适、消化不良等反应。

● 复食第1天的第1餐

选择与轻断食日的早餐类似的食物组合，如淀粉类主食+鸡蛋+牛奶或豆浆+蔬果。

淀粉类主食 数量可以从1份变成2份，推荐选择：杂粮吐司、清水蛋糕、糙米饭、烤馒头片、杂粮煎饼、土豆泥等。

蔬果 数量可以增加1/2份到1份，推荐选择：草莓、圣女果、水果黄瓜、猕猴桃、苹果、火龙果、香蕉等。

其他食物的数量不变，这样改变既增加了热量，又能获得饱腹感。

● 第2餐和第3餐

（1）注意遵循汤、蔬菜、肉、主食的进餐顺序。

（2）适当增加每餐主食、蔬菜、肉类的数量。

（3）吃进食物后，胃的饱腹感达到基本满足就可以了。

一定要记住，千万别因为自己轻断食了2天，就想狠狠地补回来，刚刚复食就吃大鱼大肉，蔬菜和水果也不吃了。那样会导致胃在短时间内，就容易出现饱胀感，而且吃进食物的热量也会很高，影响轻断食的效果。

轻断食前1天少吃点，效果更好

⊙ 轻断食前1天，不要吃得太油腻，最好吃些清淡、易消化的食物，可根据轻断食日的食谱，在前几天的基础上，少吃一些，使轻断食更容易，效果更明显。

⊙ 减少食物时，可以每类都减少一点，如每餐主食少一点，瘦肉类或豆制品减少一点，油腻的食物、甜食少吃一点，不要喝烈酒。

⊙ 减少了食物，意味着饥饿感会增强，可以增加蔬菜来缓解饥饿。

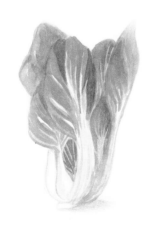

复食日慢慢增加饮食量

复食日有5天可正常饮食，这5天可以分成3个阶段，饮食原则稍有不同。

第1天：最好不要急着吃太多高热量、重口味的食物，以免增加胃肠道的消化负担。

第2~4天：逐渐增加食物的数量和种类，使吃进去的热量，满足1天工作和学习的热量消耗。

第5天：适当减少食物的数量，以适应即将到来的轻断食日。

● 逐渐增加食物的过程中，注意下面几点：

（1）每餐主食的数量可以比轻断食日增加1~2倍，粗粮与细粮搭配食用，或者每天有1餐粗粮主食。

（2）每天的蔬菜量可以增加，以叶菜类、瓜茄类为主，可以增加膳食纤维、维生素的摄入，满足饱腹感。

（3）含优质蛋白质的食物如瘦肉类、豆制品也可以增加。

每天的瘦肉类最多可摄入150克，注意红肉和白肉搭配，既有猪瘦肉、牛瘦肉、兔肉等红肉类，也有鱼虾、鸡鸭等白肉类。

豆制品每天最多可摄入50~150克（可选的豆制品中，嫩豆腐150克/天，老豆腐100克/天，豆腐干或千张50克/天，腐竹25克/天）。

（4）每天的水果保证1~2个，可以和蔬菜一起制成果蔬汁，在早餐食用，也可以在两餐之间吃，比如上午9点或下午3点左右。这样能利用水果中的果酸促进消化，还能增加维生素和矿物质的摄入。

（5）烹调油可适当增加，按照《中国居民膳食指南》中推荐，正常成年人每人每天吃进去的烹调植物油不超过30克，也就是3汤匙的量。所以要少吃油煎油炸食物。

不是所有的豆制品都建议吃

油炸的素鸡、素烧鹅、油豆腐、兰花干等食品，虽然也算是豆制品，但还是应该少吃，因为它们经过高温油炸后，其中的蛋白质已经发生了变化，难以被人体吸收，而且维生素和矿物质也没剩多少了。

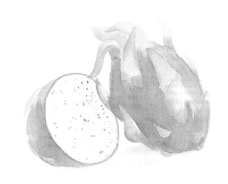

复食日5天餐单推荐

下面推荐一个5天正常饮食的食谱，每天的饮食总热量是轻断食日的3倍，在正常推荐的范围内，不必担心热量超标。

	第1天	第2天
早餐	杂粮粥1碗 卤鸡蛋1个 凉拌蔬菜约1拳头	烤馒头片1份 蒸鸡蛋1个 低脂牛奶1杯(200毫升) 圣女果4个
中餐	青菜豆腐汤1碗 凉拌西蓝花约1拳头 卤牛肉8片 米饭1碗 苹果1个(加餐吃)	紫菜蛋花汤1碗 炒卷心菜丝约1拳头 杏鲍菇炒瘦肉丝约1拳头 卤千张1/2张 黑米饭1碗
晚餐	蒸山芋约1拳头 凉拌菠菜约1拳头 白切鸡腿肉约1拳头 绿豆粥1碗	番茄卤肉面(卤猪瘦肉4小块、番茄1个、青菜4棵、平菇1/2朵、挂面约食、中指2指宽) 香蕉1根

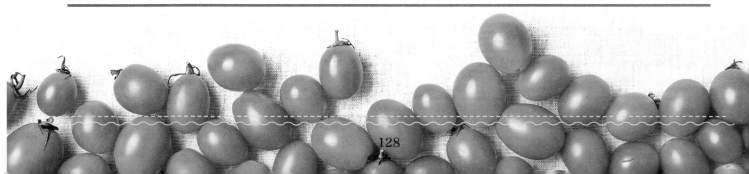

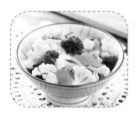 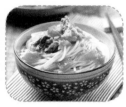 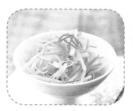 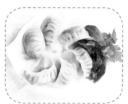 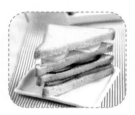

第3天	第4天	第5天	
清水蛋糕1块 煮鸡蛋1个 低脂无糖酸奶1杯(200毫升) 草莓4个	杂粮煎饼1份(鸡蛋1个、生菜叶4片、杂粮面糊约1拳头) 无糖豆浆1杯(300毫升)	蔬菜鸡蛋三明治1块(少量沙拉酱) 果蔬汁1杯(200~300毫升)	早餐
海带排骨汤1碗 芹菜炒香干约1拳头 盐水对虾6只 米饭1碗	冬瓜海米汤1碗 凉拌黄瓜约1拳头 菜肉馅水饺约18个 火龙果约1拳头(加餐吃)	白菜红烧牛腩面(红烧牛腩肉8小块、白菜约1拳头、香菇3朵、挂面约食、中、无名指3指宽)	中餐
日式寿司1份(小卷7~8个、大卷4~5个) 蔬菜沙拉约1拳头 煎黄鱼1条(约1手掌长) 日式味噌汤1份	白萝卜豆腐蛤蜊汤1碗 排骨蒸南瓜1份(仔排6块、南瓜约1拳头) 米饭1碗	清炒茼蒿约1拳头 皮蛋拌豆腐1拳头(皮蛋1个、内酯豆腐半盒) 鸡丝凉面(去皮鸡脯丝约1/2拳头、凉面约1拳头)	晚餐

　　特别提醒:中餐的水果尽量在下午加餐时吃。对于复食阶段的饱腹感，还是不要追求过饱，建议八九分饱即可。另外，进餐时最好还是先汤后菜再饭，能保证饱腹感达到的同时热量的摄入适宜。

减肥学生族轻断食午餐推荐方案

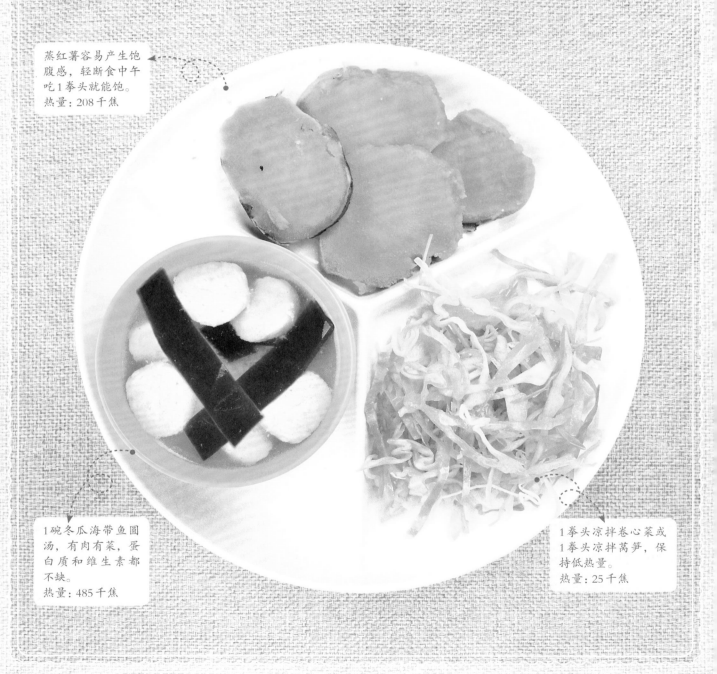

蒸红薯容易产生饱腹感，轻断食中午吃1拳头就能饱。
热量：208千焦

1碗冬瓜海带鱼圆汤，有肉有菜，蛋白质和维生素都不缺。
热量：485千焦

1拳头凉拌卷心菜或1拳头凉拌莴笋，保持低热量。
热量：25千焦

第七章

让轻断食效果
翻倍的辅助法

想让轻断食的效果更明显，
或者想巩固轻断食的效果，
营养师教你简单3招，让你一瘦一辈子！

四季茶饮：
从内而外排毒养颜

市面上的减肥茶卖得火热，喝茶真的减肥吗？喝什么茶效果好呢？茶有很强的助消化作用，减体脂肪的效果很明显。将喝茶与轻断食结合起来，能达到事半功倍的效果。

● 减肥茶有用吗

现在不管是网上，还是电视上，都会看到大量的减肥茶广告，它们宣传的效果都非常夸张，让人们又怀疑又期待。有的人抱着试一试的心态买了尝试，结果发现有些减肥茶容易带来副作用，有些减肥茶虽然暂时有效果，但是一段时间后就会反弹。

市场上的减肥产品实在太多了，很难分辨好坏，建议大家选择纯天然的茶叶，自己泡茶喝，这样又放心又健康。

● 轻断食要选基本茶、花果茶

茶叶分为绿茶、白茶、乌龙茶、红茶，还有加工过的花茶、果茶、保健茶、茶饮料等。

绿茶、白茶、乌龙茶和红茶属于基本茶，制成的茶叶中没有添加剂，冲泡后的茶水热量非常低，富含茶多酚类的抗氧化物质，经常喝可以补充体内水分、增加抗氧化能力、促进食物消化、清洗肠道内的食物残渣。

花茶和果茶很受女性朋友的欢迎，冲泡后有花果的香气，品茶的同时还能愉悦心情。这类茶以绿茶或红茶为茶坯，与玫瑰花、茉莉花、桂花等有香气的花朵一起加工而成，所含多酚类物质相较基本的绿茶和红茶低一些。它们特殊的香气令人神清气爽，常喝能让身体内的水分充足、肠道通畅，皮肤也会变得光滑细腻，气色越来越好。

茶饮料不能让你瘦

茶饮料主要是以各类茶叶的萃取液、茶粉或浓缩液为主要原料，再加入水、糖、酸味剂、食用香精、果汁或植(谷)物抽提液等，调制加工而成的。市面上常见的茶饮料中，一般都加了白砂糖和食用香精来保证口味，轻断食期间最好不要选用此类茶饮料，应该以茶叶进行冲泡自制茶汤饮用。

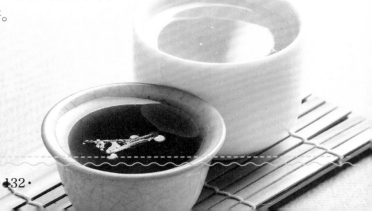

哪些人不适合喝茶减肥

虽然喝茶既可以瘦，又对健康有利，但下面这几种人不适合喝茶。

便秘的人。茶中的鞣酸会收敛肠道水分，使便秘加重，特别是喝浓茶更明显。

失眠的人。茶中的咖啡因容易使神经兴奋，不利于入眠，睡前最好不要喝茶。

血液中尿酸高的人。茶中的草酸不利于尿酸的排泄，反而使尿酸升高。

缺铁性贫血的人。茶中的鞣酸会影响人体对铁的吸收，使贫血加重。

有肾结石的人。茶中的草酸会导致结石增多。

有浅表性胃炎、胃溃疡的人。茶中的咖啡因会刺激胃酸分泌，加重胃酸对胃黏膜的损伤。

饮酒后的人。饮酒后就喝茶，容易引起心脏和肾脏的问题。

一般男性比女性更适宜喝茶，女性在月经期、怀孕期、哺乳期和更年期不宜喝茶。

顺着四季喝茶，瘦得健康

喝茶也要分季节，俗话说"春饮花茶，夏饮绿茶，秋饮青茶（乌龙茶），冬饮红茶"，说的就是四季要喝不同的茶。

春季宜喝花茶。花茶甘甜、芳香，有利于散发体内的寒气，令人神清气爽，消除"春困"。

夏季宜喝绿茶。绿茶性苦寒，能去暑热，生津止渴，消食利尿。

秋季宜喝乌龙茶。乌龙茶温热适中，有润肤、润喉、生津的作用，可清除体内积热。

冬季宜喝红茶。红茶甘温，生热暖腹，可以增强抗寒能力并助消化，去油腻。

喝茶温度和时间很重要

⊙ 喝茶的温度在50~60℃最合适，泡茶的水计算在一天喝水的量中，但也不要全天只喝茶水。

⊙ 每天喝茶的适宜量是1~2次，每次2~3克茶叶，加开水冲泡开后即可饮用。

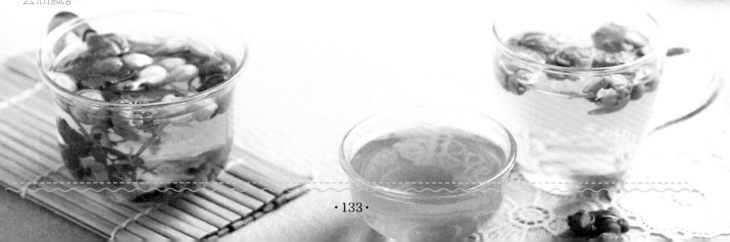

营养师推荐的瘦身排毒茶饮

　　轻断食日吃得太清淡,正常饮食日如果出门聚餐,有些朋友会突然受不了大鱼大肉,这些茶可以帮你解腻。体内毒素如果太多,也可能引起肥胖,同时带来长斑、起痘、口臭等困扰,这些茶也可以帮你排毒。

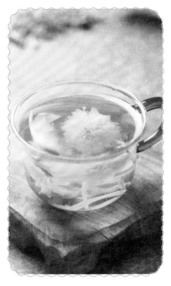 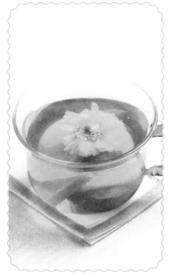 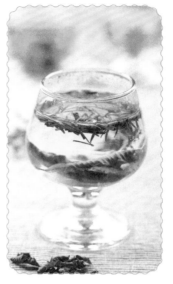 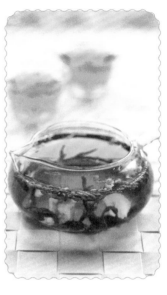

二花山楂茶

原料:山楂干3片、金银花10朵、菊花3朵。

制法:
1. 将所有材料放入杯中。
2. 倒入开水冲泡,加盖闷约15分钟即可。

功效:帮助消除小肚腩。

山楂菊花茶

原料:菊花5朵、山楂干3片。

制法:
1. 将山楂干与菊花一起放入杯中。
2. 冲入开水,加盖闷约10分钟即可。

功效:不仅能减肥,还能降血压、降血脂。

迷迭香柠檬草茶

原料:迷迭香2克、马鞭草1克、柠檬草1克。

制法:
1. 将所有材料放入杯中。
2. 用开水浸泡约15分钟,等香味溢出,即可饮用。

功效:消除水肿、瘦腿。

薰衣草红茶

原料:薰衣草5克、红茶2克、冰糖适量。

制法:
1. 将薰衣草、红茶和冰糖一同放入茶壶中。
2. 冲入开水,加盖闷5~10分钟即可。

功效:有排毒养颜的效果,还可以改善睡眠。

○营养师推荐的四季茶饮

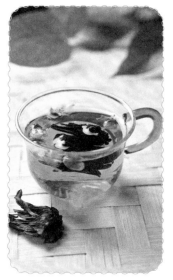 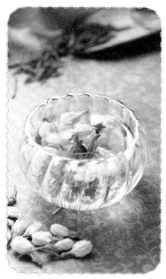 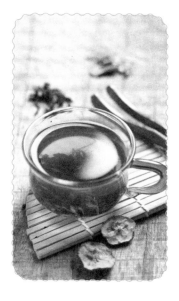 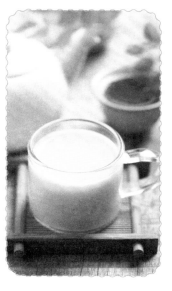

春季
玫瑰茄桃花茶

原料:玫瑰茄3克、桃花3克。

制法:

1.将玫瑰茄和桃花放入茶壶中。

2.用沸水冲泡即可。

功效:有排毒的功效,瘦身同时,可以祛斑除痘。

夏季
丁香茉莉绿茶

原料:丁香3克、茉莉花3克、绿茶3克。

制法:

1.将丁香、茉莉花和绿茶研细末,过筛,制成袋泡茶,或直接放入茶壶中。

2.用沸水浸泡即可。

功效:有降低血脂的作用。

秋季
陈皮山楂乌龙茶

原料:陈皮10克、山楂干2片、乌龙茶5克。

制法:

1.将陈皮、山楂干一同放入锅中,加水适量,煎煮30分钟,去渣取汁。

2.取汁冲泡乌龙茶,加盖闷10分钟。

功效:有化痰降脂、降压减肥的功效。

冬季
牛奶红茶

原料:鲜牛奶100克、红茶和盐各适量。

制法:1.将红茶用水冲泡,去除茶渣。

2.再将牛奶煮沸,与茶汁混合。

3.加入少量盐,搅匀即成。

功效:滋养气血,补充钙质,抗骨质疏松。

有氧运动1小时：
消除疲劳

都说运动能减肥，但一些人每天都有机会快走、骑自行车，却没有变瘦，便觉得运动减肥不靠谱。其实"只要运动了，就会消耗脂肪"，这样的想法并不准确。

● 不是运动了就能瘦

真正能让你瘦的是有氧运动，它包括慢跑、快走、游泳、篮球、羽毛球、骑自行车、健身操等。而且，有氧运动一段时间才有效果。

有氧运动衡量的标准是心率。心率保持在150次/分钟时，血液可以供给心肌足够的氧气，故而称作有氧运动。在这里有一个掌握心率的小诀窍，比如跑步的时候，能一边跑步一边愉悦地聊天，就是达到了标准心率。

在有氧运动时，首先被消耗的是体内的糖，接着才是脂肪，所以不是只要运动了就能瘦。那么运动多久才开始消耗脂肪呢？

以慢跑为例，在刚刚开始跑步的时候，身体消耗的是糖分，跑到20分钟以后，才开始消耗脂肪，这时候，跑得越久消耗得越多，但也不要无止境地跑，当身体开始疲惫，心跳剧烈加速的时候，就可以慢下来，停止跑步。这时已经达到身体的极限，再跑步就不会消耗脂肪，转而消耗肌肉了。一般来说，运动30~60分钟，都能减肥，不到30分钟，起不到减肥效果，超过60分钟，容易对身体造成损害。

> ### 注意运动前后的饮食
>
> ○ 运动前1小时，就不要再吃东西，也不要喝太多水，防止加重身体负担、伤害肠胃。如果是剧烈运动，可以适当补充水分，防止脱水。
>
> ○ 运动后，要适量补充水分和营养，但不要一次喝太多水，应小口慢饮。不要紧接着吃东西。如果一定要吃，可以适量食用苹果、生菜等低热量果蔬。

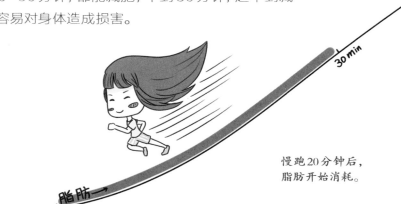

慢跑20分钟后，脂肪开始消耗。

● 不运动的人慢慢增加运动量

如果平时不运动，要想提高轻断食的效果，可以从少量的有氧运动开始。利用上下班的空余时间，每天分多次进行，慢慢增加运动量，比如上班坐公交车可以提前几站下车快走到单位，下班也是一样，留点距离给自己走回家。一天累积有氧运动时间为1小时就可以了。

轻断食的同时，坚持有氧运动，相信你很快就能看见自己的小腹、腰围都有了令人惊喜的变化。如果测量体成分，你会发现不仅体脂减少了，肌肉还增加了，这正是我们想要的结果。

● 常见有氧运动热量

适当运动很重要

有条件的话，可以找个固定的运动场所，在下班后去锻炼1小时，比如约朋友打羽毛球、游泳、跳舞、跳健身操等，既维系了友情，又锻炼了身体，比每次聚会都去吃饭来得健康。

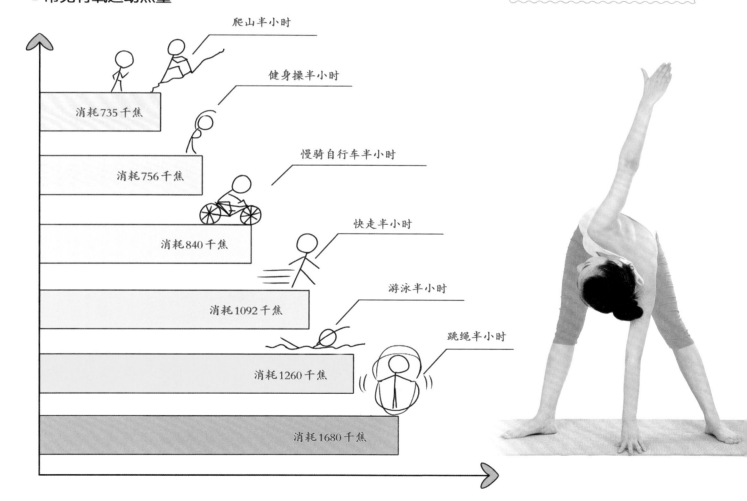

- 爬山半小时 消耗735千焦
- 健身操半小时 消耗756千焦
- 慢骑自行车半小时 消耗840千焦
- 快走半小时 消耗1092千焦
- 游泳半小时 消耗1260千焦
- 跳绳半小时 消耗1680千焦

瑜伽瘦身：净化身心，瓦解肥胖

　　轻断食期间，规律饮食的同时，最好搭配适量的身体锻炼，瑜伽是近年来流行的一种修身养性的运动，它可以通过调身的体位法、调息的呼吸法、调心的冥想法帮你瘦。

● 赶走小肚子的瑜伽方法

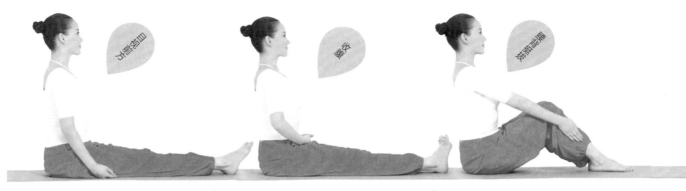

1 坐姿。
取坐姿，腰背挺直，双手自然放在大腿两侧。

2 双腿伸直。
双腿并拢伸直，收腹，双手放在腹前。

3 屈膝。
弯曲双膝，前脚掌着地，双手放在小腿外侧。

● 甩掉赘肉的瑜伽方法

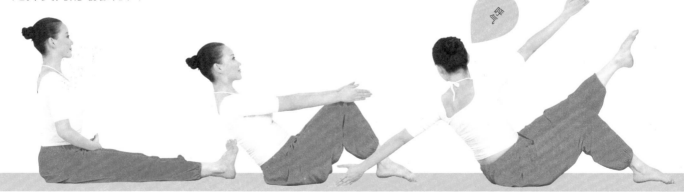

1 坐姿，双腿伸直。
取坐姿，双腿并拢向前伸直，腰背挺直，双手放在腹前。

2 屈膝后仰，脚尖着地。
身体慢慢后倾，同地面呈近45°，屈双膝至膝关节呈90°，脚尖点地，双臂平举，掌心相对。

3 身体左转，抬左腿，伸直双臂。
呼气，身体向左扭转，抬高并伸直左腿，双膝并拢。双臂打开呈直线，掌心向前。左手指尖触地。停留4~6秒，正常呼吸。

练习瑜伽需要准备什么

服装：最好选择有弹性、棉质、宽松、透气性强的瑜伽服，练习时最好穿长裤，以减少对膝盖的伤害。

瑜伽垫：瑜伽垫是练习瑜伽的必需品，可以保护身体。建议选择天然材料制成的瑜伽垫，软硬适中，厚度以4~6毫米为佳。也可以用干净的地毯来代替。

毛巾：毛巾可以用于擦汗，保持身体清洁，也可以用来辅助完成一些瑜伽动作。

音乐：选择舒缓、自然、休闲的音乐，让你彻底放松，增强练习的效果。

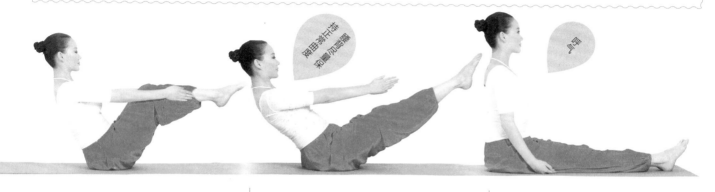

4 抬腿，手臂伸直。
小腿并拢抬起，与地面平行，手臂伸直，掌心贴放在小腿两侧。

5 双腿伸直，身体后仰。
呼气，双腿慢慢向前伸直，上身向后，双腿、上身与地面均呈30°。

6 舒展身体。
呼气，舒展身体或仰卧放松。

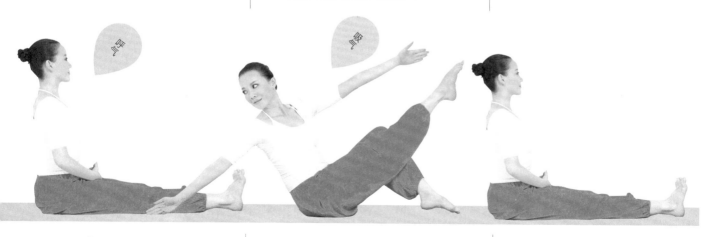

4 呼气，回坐姿。
回坐姿，双腿并拢伸直，腰背挺直。

5 身体向右转，抬右腿，伸直手臂。
吸气，再次呼气，向右侧扭转，扭转腰背时会有轻微压迫感。眼看右手。

6 坐姿，双腿伸直。
恢复坐姿，双腿并拢伸直，腰背挺直。

附录1 瘦身水果排行榜

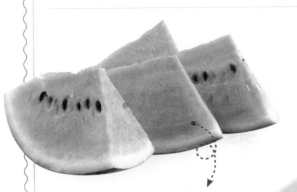

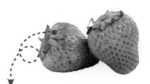

2 木瓜 **热量:** 121千焦/100克
木瓜含有木瓜蛋白酶,可将脂肪分解为脂肪酸,帮助消化蛋白质,有利于人体对食物进行消化和吸收,达到减肥的目的。

3 草莓 **热量:** 134千焦/100克
草莓热量低,维生素C含量高,草莓中富含果胶,能够降低血液中胆固醇含量,预防动脉硬化,消除因高血脂引起的肥胖。

1 西瓜 **热量:** 108千焦/100克
西瓜在所有常见水果中热量是最低的水果,含有丰富的钾元素和番茄红素,能利尿消水肿,降低血压。

4 西柚 **热量:** 139千焦/100克
西柚又叫葡萄柚,含有宝贵的天然维生素P和丰富的维生素C以及可溶性膳食纤维,能够保养皮肤,防止血管、细胞老化,加速新陈代谢。

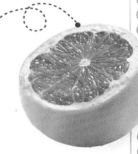

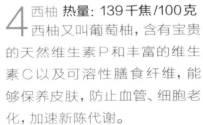

5 哈密瓜 **热量:** 143千焦/100克
哈密瓜是甜瓜的一个变种,含有多种维生素,有利于人的心脏、肝脏以及肠道,促进内分泌和造血功能。

6 杧果 **热量:** 146千焦/100克
杧果中的维生素C能抑制黑色素形成,保持皮肤滋润。杧果中还含有丰富的膳食纤维,能够促进肠胃蠕动,保持肠道健康。

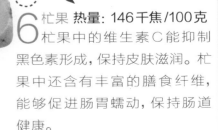

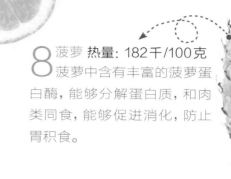

7 柠檬 **热量:** 156千焦/100克
柠檬最大的特点就是酸,酸味成分主要是柠檬酸,能够促进新陈代谢,达到消除疲劳的作用。

8 菠萝 **热量:** 182千/100克
菠萝中含有丰富的菠萝蛋白酶,能够分解蛋白质,和肉类同食,能够促进消化,防止胃积食。

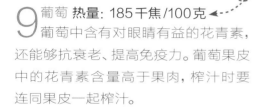

9 葡萄 **热量:** 185千焦/100克
葡萄中含有对眼睛有益的花青素,还能够抗衰老、提高免疫力。葡萄果皮中的花青素含量高于果肉,榨汁时要连同果皮一起榨汁。

10 柑橘 **热量:** 215千焦/100克
柑橘含有丰富的维生素C,能提高免疫力,橘瓣上的筋膜叫橘络,富含膳食纤维,有助于促进肠胃活动,消除便秘。

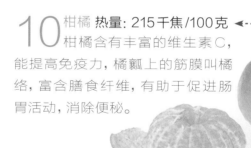

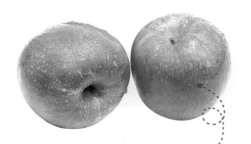

11 苹果 **热量:** 227千焦/100克
苹果是最为常见的榨汁材料,可以任意搭配其他果蔬。苹果热量中等,含有大量果胶、膳食纤维,能保证肠道健康,降低体内胆固醇含量。

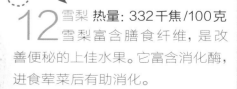

12 雪梨 **热量:** 332千焦/100克
雪梨富含膳食纤维,是改善便秘的上佳水果。它富含消化酶,进食荤菜后有助消化。

附录2 瘦身蔬菜排行榜

1 冬瓜 热量: 52千焦/100克

冬瓜所含的丙醇二酸，能有效抑制糖类转化为脂肪，加之冬瓜本身热量是蔬菜中最低的，脂肪含量又极少，所以吃多少冬瓜都不会变胖。

2 黄瓜 热量: 65 千焦/100克

黄瓜95%的成分都是水，钾元素含量丰富，能够消除水肿、驱赶倦意。黄瓜中同样含有丙醇二酸，能抑制糖类物质转变为脂肪。

4 白萝卜 热量: 94 千焦/100克

白萝卜含有丰富的消化酶，有助于淀粉消化，提高肠胃的消化功能，从而达到减肥的目的。

3 芹菜 热量: 71 千焦/100克

芹菜含有丰富的钙、钾和膳食纤维，有润肠通便、降血压和血糖等功效。芹菜叶中的β-胡萝卜素含量比茎多，榨汁时不要丢弃芹菜叶。

5 白菜 热量: 76 千焦/100克

白菜是最为常见的蔬菜之一，热量和脂肪含量都极低，白菜含有丰富的膳食纤维，能起到润肠、排毒的作用，是减肥佳品。

6 番茄 热量: 85 千焦/100克

番茄含有丰富的维生素C、维生素E和β-胡萝卜素，这些营养素大量存在于熟透的番茄中，制作果蔬汁时尽量选择熟透的番茄。

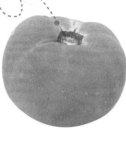

7 **苦瓜** **热量**: 91 千焦/100克
苦瓜最大的特点就是苦，其含有苦瓜甙和奎宁，具有降低血糖、降低胆固醇、促进胃液分泌等作用。

8 **南瓜** **热量**: 97 千焦/100克
南瓜富含维生素C、维生素E和 β - 胡萝卜，这三大抗氧化维生素能够抑制体内自由基的产生。南瓜富含膳食纤维，能预防便秘。

9 **卷心菜** **热量**: 101 千焦/100克
卷心菜中含有一种特殊成分——维生素U，能够修复肠胃溃疡，确保肠胃的正常运作。卷心菜中富含叶酸，孕妇或者贫血患者应当多吃。

10 **菠菜** **热量**: 116 千焦/100克
菠菜富含钾、铁和维生素C等。其中，铁与维生素C搭配能提高吸收率，有助于改善贫血症状。

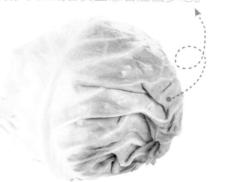

11 **西蓝花** **热量**: 150 千焦/100克
西蓝花含有丰富的膳食纤维，在胃内吸水膨胀后形成较大的体积，使人产生饱腹感，有助于减少食量，控制体重。

12 **胡萝卜** **热量**: 162 千焦/100克
胡萝卜含有丰富的胡萝卜素和类胡萝卜素，作为天然的有机大分子，能够清除血液及肠道中的自由基，排出其中堆积的毒素。

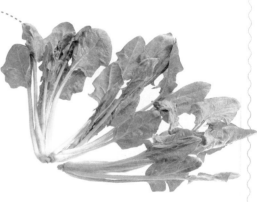

图书在版编目（CIP）数据

轻断食降体脂 / 赵婷编著 . — 南京 : 江苏凤凰科学技术出版社，2016.06（2021.09 重印）
（汉竹 • 健康爱家系列）
ISBN 978-7-5537-6413-9

Ⅰ.①轻… Ⅱ.①赵… Ⅲ.①减肥 – 基本知识 Ⅳ.① R161

中国版本图书馆 CIP 数据核字（2016）第 115828 号

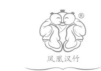

中国健康生活图书实力品牌

轻断食降体脂

编　　　著	赵　婷	
主　　　编	汉　竹	
责 任 编 辑	刘玉锋　姚　远	
特 邀 编 辑	陈　岑	
责 任 校 对	仲　敏	
责 任 监 制	刘文洋	

出 版 发 行	江苏凤凰科学技术出版社
出版社地址	南京市湖南路 1 号 A 楼，邮编 : 210009
出版社网址	http://www.pspress.cn
印　　　刷	合肥精艺印刷有限公司

开　　　本	715 mm × 868 mm　　1/12
印　　　张	12
字　　　数	100 000
版　　　次	2016 年 6 月第 1 版
印　　　次	2021 年 9 月第 19 次印刷

标 准 书 号	ISBN 978-7-5537-6413-9
定　　　价	29.80 元

图书如有印装质量问题，可向我社印务部调换。